AF642820

Jörg Spitz

Vitamin-D-Mangel

Prof. Dr. med. Jörg Spitz

Vitamin-D-Mangel

Die unterschätzte Gefahr

Mitarbeit:
Anno Jordan
Angelika Spitz

VdÄ | VERLAGSHAUS DER ÄRZTE

Impressum

© Verlagshaus der Ärzte GmbH
Nibelungengasse 13
A-1010 Wien

www.aerzteverlagshaus.at

1. Auflage 2018, Nachdruck 2020

ISBN 978-3-99052-172-4

Umschlag & Satz: Grafikbüro Lisa Hahsler, 2232 Deutsch-Wagram
Umschlagfoto: Kevin Carden (fotolia.com)
Projektbetreuung: Hagen Schaub, Philipp Hlatky
Druck & Bindung: 2imPress s.r.o., 83104 Bratislava
Printed in Slovakia

Aus Gründen der leichteren Lesbarkeit – vor allem in Hinblick auf die Vermeidung einer ausufernden Verwendung von Pronomen – haben wir uns dazu entschlossen, alle geschlechtsbezogenen Wörter nur in eingeschlechtlicher Form – der deutschen Sprache gemäß zumeist die männliche – zu verwenden. Selbstredend gelten alle Bezeichnungen gleichwertig für Frauen.

Vorwort

Genau vor zehn Jahren ist unser erstes Buch über die Bedeutung des „Sonnenhormons“ Vitamin D für unsere Gesundheit erschienen. Seither ist einiges passiert: zahlreiche weitere Publikationen, zwei bundesweite Konferenzen und eine Vielzahl von Vorträgen von Kollegen und Experten, die sich mit dem Thema vertraut gemacht haben. Entsprechend haben die Laboruntersuchungen für Vitamin-D-Werte ebenso deutlich zugenommen wie die Umsätze der Unternehmen, die Vitamin D vertreiben.

Also Gründe genug, sich gegenseitig auf die Schulter zu klopfen und sich zufrieden zurückzulehnen? Leider nicht! Wie aktuelle Untersuchungen aus dem Jahr 2017 zeigen, hat der Vitamin-D-Mangel in der Bevölkerung in den letzten Jahren noch weiter zugenommen, sodass nunmehr wirklich fast jeder vom Verlust des Sonnenhormons betroffen ist. Daran ändert auch nichts, dass sich die Anzahl jener, die Vitamin D als Nahrungsergänzungsmittel einnehmen, in den letzten zehn Jahren verdoppelt oder verdreifacht hat. Es sind immer noch nur wenige Prozent der Gesamtbevölkerung.

Die Ursachen für diese Entwicklung sind schnell gefunden: zum einen ist es unser Lebensstil in einer zunehmend technisch veränderten Umwelt, der zu einem überwiegenden Aufenthalt in geschlossenen Räumen und Fahrzeugen geführt hat – also weitab von jeglicher, geschweige denn regelmäßiger Sonnenexposition wie in den vorangegangenen Millionen Jahren der menschlichen Evolution. Zum anderen wird der Effekt dieser ungünstigen Entwicklung noch einmal verstärkt durch die Empfehlung mancher Dermatologen (im Zusammenspiel mit der Kosmetikindustrie), jegliche ungeschützte Sonnenexposition zu vermeiden, da angeblich tödlicher Hautkrebs drohe.

Dies erinnert etwas an die Warnung vor ungeschütztem Sex. Die Effekte sind jedoch genau umgekehrt: während ungeschützter Sex zu Sexualerkrankungen wie Aids führen kann, ist die Sonne ein wahrer Gesundheitsspender. Ohne die neuen Inhalte des Buches sogleich vorwegzunehmen, sei an dieser Stelle nur auf das Ergebnis einer großen Melanomstudie aus Schweden verwiesen: Die Untersuchung von 30.000 Frauen ergab nach 20 Jahren, dass die Sterblichkeit bei den „Sonnenvermeidern" doppelt so hoch war wie bei den „Sonnenanbetern". Schlimmer noch, die negativen Auswirkungen der Sonnenabstinenz waren genauso gravierend wie die negativen Folgen des Rauchens. Wer hätte das gedacht?

Weitere eindrucksvolle Details zur zunehmenden Bedeutung von Vitamin D für unsere Gesundheit finden sich mit repräsentativen Beispielen in den nachfolgenden Kapiteln. Dabei ist die Erkenntnis von besonderer Bedeutung, dass nicht nur die Sonne, sondern zahlreiche weitere Umweltfaktoren unsere Gesundheit nachhaltig beeinflussen. Dies gilt insbesondere für die Zeit der Schwangerschaft und die ersten Jahre der Kindheit. Hier wird bereits die Grundlage für eine Vielzahl der uns im Alter quälenden chronischen Krankheiten gelegt.

Zur Übersichtlichkeit und zum besseren Verständnis haben wir in den einzelnen Kapiteln die jeweils bereits bekannten Fakten aus dem ersten Buch vorangestellt und dann durch die neuesten Forschungsergebnisse ergänzt. Eingerahmt werden diese „gesammelten Werke" zum Sonnenhormon Vitamin D von den Ergebnissen der Grundlagenforschung, die von der gemeinnützigen „Deutschen Stiftung für Gesundheitsinformation und Prävention" in den letzten zehn Jahren betrieben wurde und zum Konzept der „Spitzen-Gesundheit" geführt hat.

Zum besseren Verständnis werden wir einen großen Bogen schlagen und zu Beginn des Buches auf die Anfänge der Evolution auf der Erde zurückschauen. Am Ende des Buches werden wir nicht nur die sich aus den umfangreichen Erkenntnissen zum Sonnenhormon Vitamin D ergebenden Konsequenzen für unsere Gesundheit, sondern auch konkrete Konzepte für eine praktische Anwendung in unserem Alltag aufzeigen.

Zum Abschluss noch eine Anmerkung in eigener Sache: Dieses Buch soll kein medizinisches Fachbuch sein, sondern möchte dem interessierten Leser die nötigen Fakten zu diesem wichtigen Thema vermitteln, um eine verbesserte Gesundheitskompetenz zu erlangen. Wenn wir dennoch alle relevanten Aussagen zum Sonnenhormon Vitamin D mit internationalen Studien belegen, so haben wir diesen Aufwand betrieben, um uns von den in den Medien leider reichlich vorhandenen „Meinungen selbsternannter Experten“ abzugrenzen.

Wir wünschen viel Vergnügen beim Lesen und reichhaltige Erkenntnisse.

Jörg Spitz Anno Jordan Angelika Spitz

Schlangenbad, Köln und Melbourne
im März 2018

Wichtiger Hinweis

Im nachfolgenden Text werden immer wieder Studienergebnisse ohne detaillierte Quellenangaben angeführt, da diese den Rahmen eines derartigen Ratgebers sprengen würden. Interessierte Leserinnen und Leser können aber unter dem Link **https://spitzen-praevention.com/literaturverzeichnis-vitamin-d-mangel-die-unterschaetzte-gefahr-2018/** zu jedem Kapitel in diesem Buch die entsprechenden Literaturnachweise einsehen.

Über den hier beigestellten QR-Code kommen Sie mit Ihrem Smartphone auch direkt in dieses Verzeichnis.

Inhalt

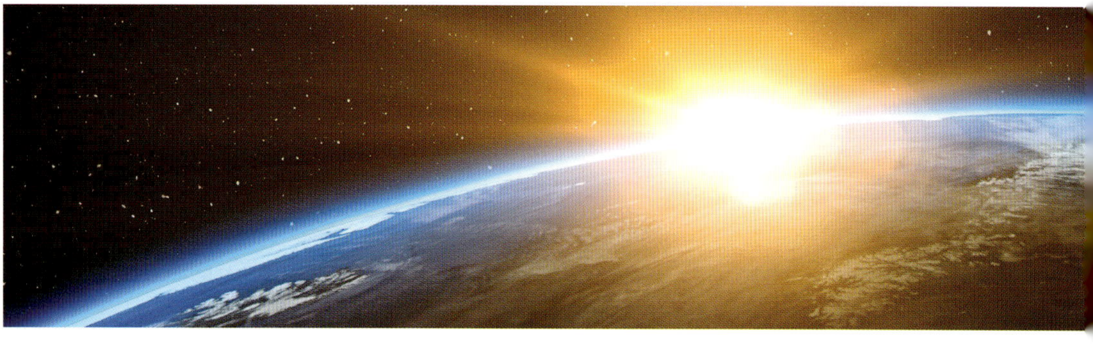

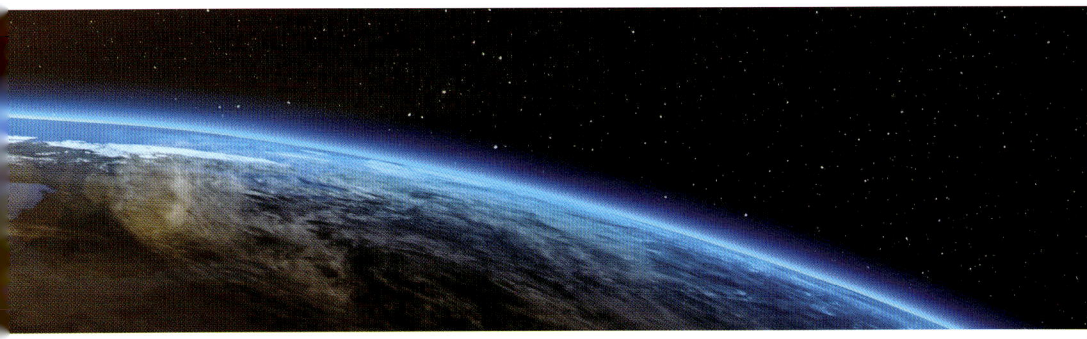

1

Sonne, Umwelt und Evolution

Die Urkraft der Sonne – nie war sie wertvoller als heute! Dieser eingängige Werbetext wird heute vorwiegend mit der Gewinnung erneuerbarer Energie durch die Sonne in Verbindung gebracht. Auch der Titel eines weiteren Vitamin-D-Buches „Ohne Sonne kein Leben“, das wir vor einigen Jahren veröffentlicht haben, leuchtet in Bezug auf die Pflanzenwelt sofort ein. Dass auch wir Menschen die Urkraft der Sonne dringend

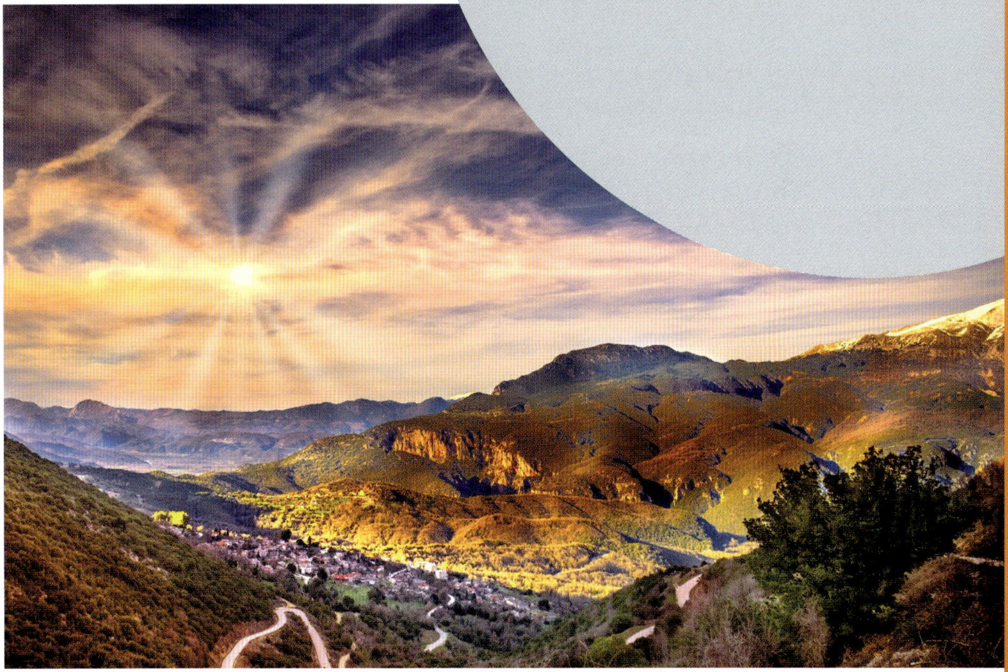

benötigen, scheint jedoch kaum jemanden zu interessieren. Das ist einigermaßen erstaunlich, wo wir uns doch selbst so gerne in den Mittelpunkt stellen. Bevor wir uns daher mit den vielfältigen Eigenschaften von Vitamin D beschäftigen, möchten wir Sie zu einer kleinen Zeitreise in unsere evolutionäre Vergangenheit einladen und gleichzeitig einen großen Bogen zur Sonne als essenziellen Bestandteil unserer Umwelt spannen.

Die (nicht medizinische) Wissenschaft, die sich mit diesem Thema beschäftigt, ist die Umweltbiologie (Ökologie). Bei Wikipedia können wir nachlesen: „Die Ökologie beschreibt alle Aspekte der Interaktion von Lebewesen mit ihrer Umwelt. Dies betrifft sowohl die belebte Umwelt, die anderen Lebewesen der gleichen und anderer Arten und die unbelebte Umwelt und bringt diese in funktionale Zusammenhänge, wodurch als Denkmodell ein Ökosystem entworfen wird."

Aus dieser sehr theoretisch klingenden Definition wird deutlich, dass die Umwelt wesentlich mehr ist als lediglich ein mit Schadstoffen belastetes historisches Überbleibsel der Natur. Der Mensch und alle anderen Lebewesen sind ohne die zugehörige Umwelt nicht denkbar. Die Umwelt war somit die Voraussetzung für die Entwicklung des Lebens im Rahmen der Evolution und ist heute immer noch die Voraussetzung für die Existenz aller Lebewesen – einschließlich des Menschen. Dabei hängt es von der Qualität (Ressourcen) der jeweiligen Umgebung (Ökosystem) ab, ob das Individuum in der Lage ist, seine evolutionär angelegten Potenziale zu entfalten oder nicht. Diesem Umstand wird in der Medizin bei der aktuellen Diskussion zur Entstehung und Behandlung chronischer Krankheiten bislang so gut wie nie Rechnung getragen. Als Konsequenz ist die Bevölkerung zunehmend von chronischen (weil angeblich unheilbaren) Krankheiten und Behinderungen betroffen.

Evolution und Umwelt.

Entwicklung der Arten vom Einzeller bis zum Menschen im Ökosystem (Biotop) der Erde. Alles, was die Lebewesen für ihre Entwicklung brauchen, stammt aus diesem Biotop – einschließlich der Sonne als elementare Voraussetzung für jegliches Leben auf der Erde.

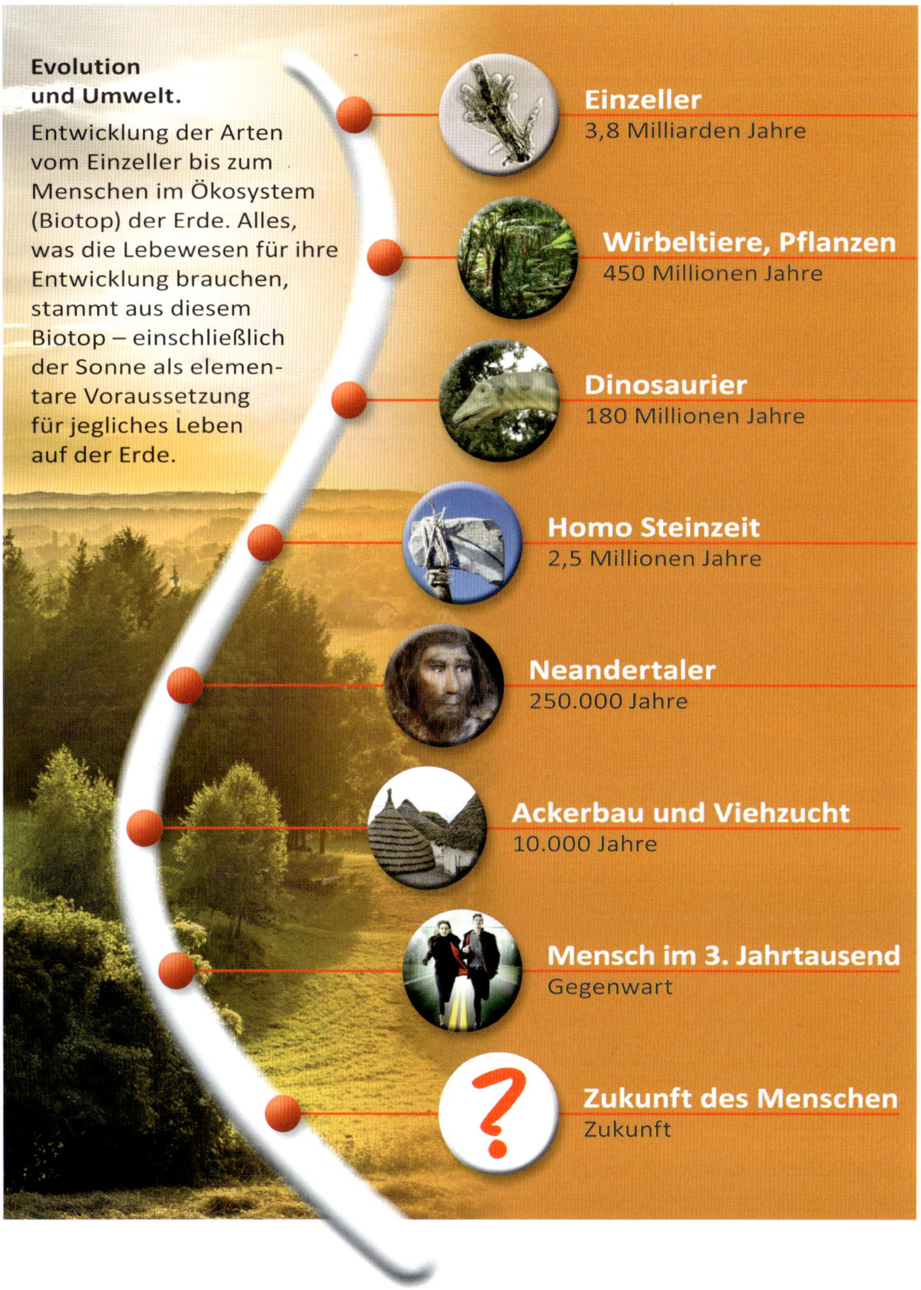
Einzeller
3,8 Milliarden Jahre
Wirbeltiere, Pflanzen
450 Millionen Jahre
Dinosaurier
180 Millionen Jahre
Homo Steinzeit
2,5 Millionen Jahre
Neandertaler
250.000 Jahre
Ackerbau und Viehzucht
10.000 Jahre
Mensch im 3. Jahrtausend
Gegenwart
?
Zukunft des Menschen
Zukunft

Im Rahmen der Evolution der Arten ist es zur Ausbildung von immer höheren Fähigkeiten (Potenzialen) gekommen – bis hin zum Menschen, der die Fähigkeit besitzt, Werkzeuge herzustellen und seine Umwelt zu verändern. Während die Arten also Form und Funktion gewordene Geschichte der Evolution sind, vollzieht sich die Entwicklung eines neuen Individuums der jeweiligen Spezies nach den Erfahrungen dieser Evolution im Zusammenspiel mit der aktuellen Umwelt (Ökosystem). Dieses ganz neue Forschungsgebiet nennt sich Epigenetik und beschreibt die Schnittstelle (Interface) zwischen Umwelt und unseren Genen. Dies bedeutet, dass eine bislang kaum vorstellbare Chance zur Beeinflussung der Entwicklung des einzelnen Lebewesens und damit auch des Menschen besteht, indem die Umweltbedingungen optimiert werden – von der Zeugung bis zum Tod, vor allem jedoch am Beginn des Lebens.

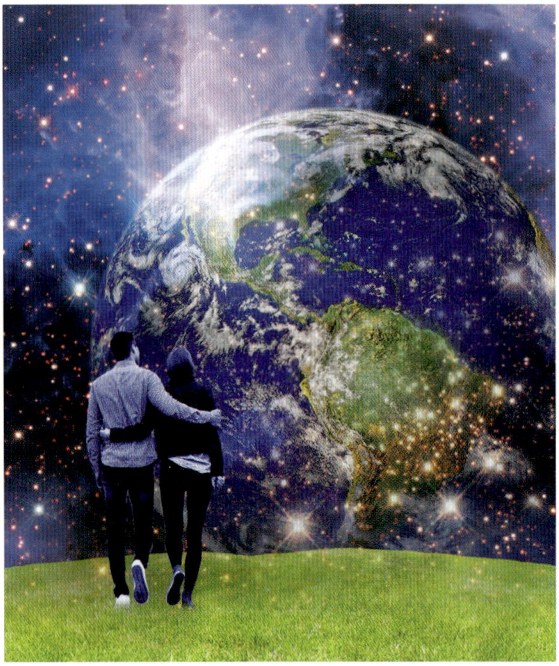

Die Basis für all dies ist das geniale Konzept des menschlichen Körpers, der ein offenes, nicht lineares, adaptives und sich selbst regulierendes (Öko-) System darstellt, das im ständigen Austausch mit seiner Umwelt reagiert. Der Mensch ist also kein genetisch fixiertes Einzelwesen, sondern eine symbiontische Genossenschaft von menschlichen Zellen, Bakterien, Viren und Pilzen – eine temporäre Ansammlung von Biomasse der Erde zur Fortführung der Evolution. Die hochkomplexe Steuerung des

Systems wird entscheidend beeinflusst von dem individuell erworbenen epigenetischen Profil unter ständiger Berücksichtigung von Umwelteinflüssen. Hinzu kommt eine weitere evolutionäre Fähigkeit des menschlichen Körpers: Regeneration und Plastizität des Gewebes. Daraus folgt, dass auch im Alter der Zustand des Körpers nicht genetisch fixiert ist, sondern in Abhängigkeit von den evolutionären Prinzipien und seiner jeweiligen Umwelt in seiner Steuerung beeinflusst ist und seine Organe einschließlich des Gehirns umgebaut und angepasst werden können.

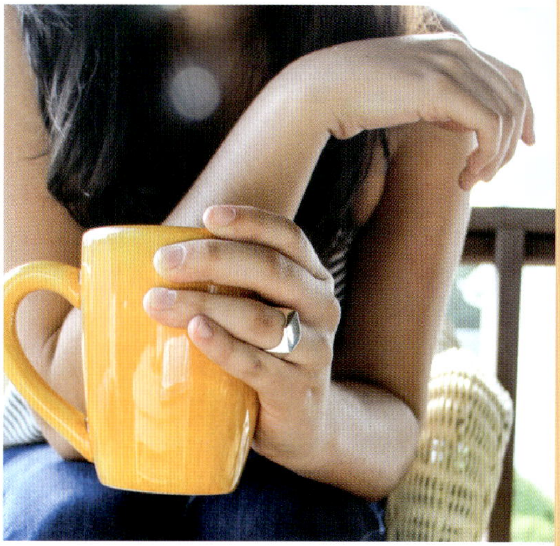

Neben der Sonne und dem Sonnenhormon ist die Schwerkraft ein weiteres Beispiel für die Bedeutung von Umweltfaktoren für unsere Gesundheit. Wozu braucht man Schwerkraft? Sie macht doch allenfalls das Gehen schwer. Doch der Schein trügt: Die Schwerkraft bewirkt zum Beispiel auch, dass wir ruhig auf einem Stuhl sitzen können, der Kaffee in der Tasse und das Schnitzel in der Pfanne bleibt. Dies war Gesetz für Millionen von Jahren (wobei Kaffee und Schnitzel erst in den letzten Jahrhunderten hinzugekommen sind). Doch dann kam der Mensch mit seinem Erfindungsgeist, hat die Schwerkraft überwunden und ist in den Weltraum geflogen.

Wie stolz waren doch die Wissenschaftler und wie eindrucksvoll die ersten Bilder aus der Raumkapsel, in der die Astronauten schwerelos schwebten oder später gar Arbeiten außen an der Raumstation verrichteten. Doch als die Astronauten auf die Erde zurückkamen,

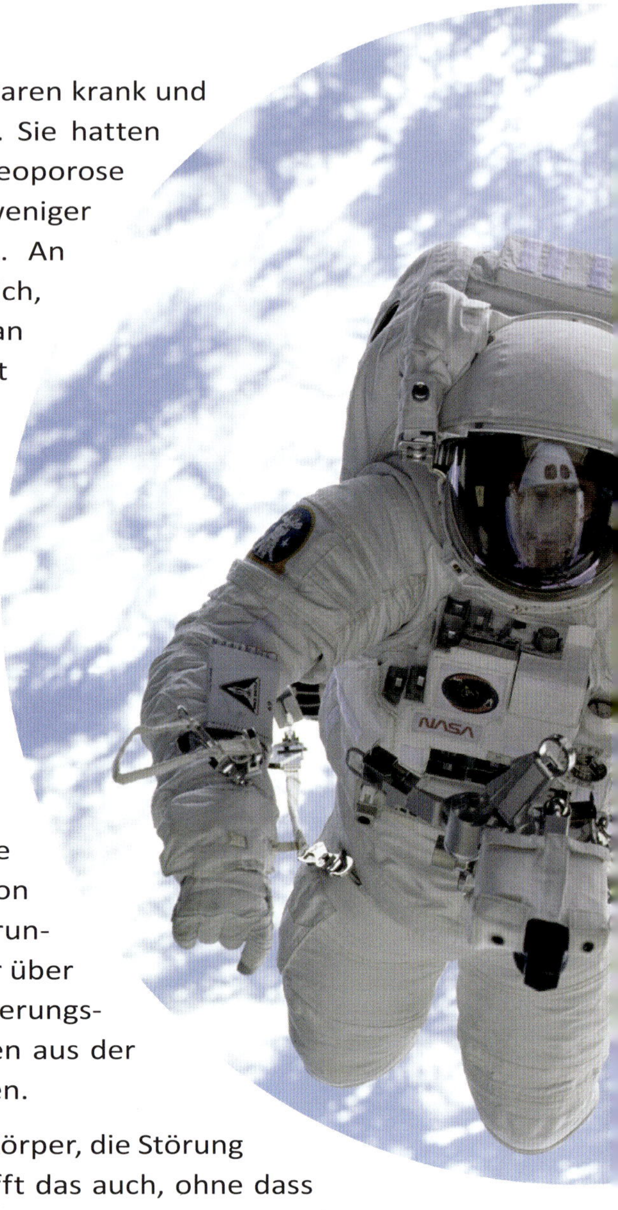

war der Jammer groß: Sie waren krank und konnten nicht mehr gehen. Sie hatten Muskelschwund und Osteoporose entwickelt – innerhalb weniger Monate ohne Schwerkraft. An diesem Beispiel wird deutlich, dass der Mensch nicht nur an die Naturkräfte angepasst ist, sondern dass er sie für eine regelrechte Funktion seines Körpers sogar benötigt. Dies beruht darauf, dass die Naturkräfte im Körper registriert werden und für die Steuerung der komplizierten Stoffwechselvorgänge der Organe an zahlreichen Stellen erforderlich sind. Fehlen diese Steuerungsimpulse im Körper, leidet die Funktion der betroffenen Organe darunter. In Kapitel 12 werden wir über eine Vielzahl solcher Steuerungsimpulse und Einflussfaktoren aus der Umwelt Genaueres berichten.

Eine Zeit lang versucht der Körper, die Störung auszugleichen, und er schafft das auch, ohne dass wir von diesen vermehrten Anstrengungen etwas bemerken. Aber nach Monaten oder Jahren der Fehlsteuerung versagt diese Fähigkeit des Körpers: Einzelne Organfunktionen schwächeln

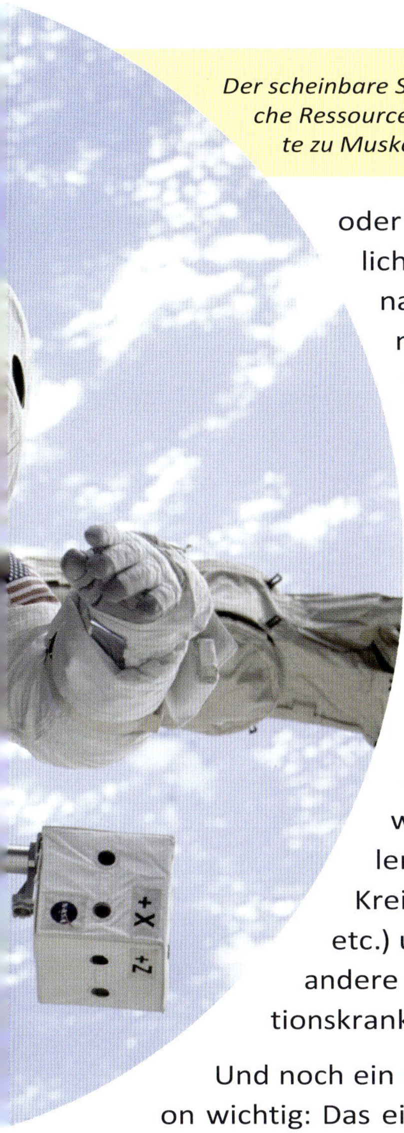

Der scheinbare Sieg der Menschheit über die Schwerkraft als natürliche Ressourcen für unseren Körper führt innerhalb weniger Monate zu Muskelschwund und Osteoporose.

oder fallen ganz aus, und wir werden dann „plötzlich" krank. In Wirklichkeit hat der Körper erst nach langer Zeit den Kampf um die fehlenden natürlichen Ressourcen verloren und das System dekompensiert. Ändern wir spätestens jetzt diese Mangelsituation nicht, bleiben wir, ungeachtet aller Medikamente, die wir gegen verschiedene Symptome schlucken, auf Dauer krank, und zwar chronisch krank, und sterben früher oder später an dieser Krankheit. Wir schreiben hier nicht über irgendwelche medizinischen Raritäten, sondern über den Tsunami der chronischen Krankheiten, die bedauerlich weit verbreiteten Hauptsterbegründe in der entwickelten Welt des 21. Jahrhunderts: 60 % aller Menschen sterben an oder mit einer Herz-Kreislauf-Erkrankung (Herzinfarkt, Schlaganfall etc.) und 30 % an Krebs. Da bleibt für Unfälle und andere akute Erkrankungen, wie zum Beispiel Infektionskrankheiten, nicht mehr allzu viel übrig.

Und noch ein weiterer Aspekt ist in Bezug auf die Evolution wichtig: Das einzelne Lebewesen durchläuft während seiner Entstehung sozusagen im Zeitraffermodus nochmals die gesamte Evolution der Arten. Wir nennen dies die zweite Evolution. Sind dabei die vorherrschenden Umweltbedingungen (das lokale Ökosystem) günstig, können sich die ererbten evolutionären Potenziale voll entfalten. Sind die Umweltbedingungen hingegen ungünstig, ist diese Potenzialentfaltung beeinträchtigt und unter Umständen geht das heranwachsende Leben sogar verloren. Dabei ist es in der Pflanzen- und Tierwelt möglich, dass dieser Verlust dadurch eintritt, dass irgendein „Räuber" das junge alleingelassene Lebewesen verspeist oder dass die in der Umwelt vorhandene Nahrung nicht ausreicht und der Nachwuchs verhungern muss.

Um dieses Risiko gleich am Anfang des Lebens zu minimieren, hat die Evolution in ihrem letzten großen Schritt die Säugetiere hervorgebracht. Hier wird die Entwicklung des Nachwuchses nicht mehr einer (ungewissen) Umwelt überlassen, sondern in die Gebärmutter (spezielles Ökosystem für das Kind) verlagert. Dort herrschen während der gesamten Entwicklungszeit optimale Bedingungen für die Potenzialentfaltung des neuen Lebens. Die Gebärmutter kann diesen „Service" jedoch nur leisten, wenn sie ihrerseits in einer Um-

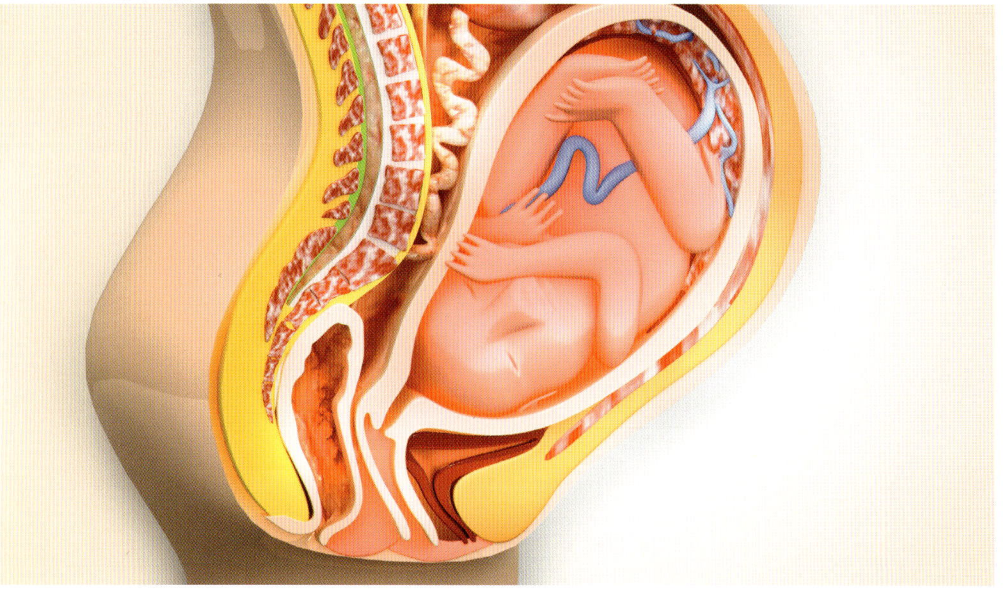

gebung (Ökosystem) lebt, die diese Aufgabe optimal unterstützt: der Körper der Mutter. Eine Schwangerschaft ist bekanntlich keine Krankheit, bedeutet jedoch eine zusätzliche Belastung für den Körper der Mutter. Ist dieser Körper fit, wird die Schwangerschaft ohne Komplikationen verlaufen und ein neues Menschenkind kommt zur Welt, um dort seine Potenziale weiter zu entfalten.

Ist der Körper der Mutter jedoch mit Schadstoffen belastet und verfügt nicht über die nötigen Ressourcen aus einer gesunden Umwelt (wie zum Beispiel Vitamin D) oder ist der Körper bereits erkrankt (Übergewicht, Diabetes, Bluthochdruck etc.), ist die Systemsteuerung gestört – mit gravierenden Folgen für die Entwicklung des ungeborenen Kindes, einschließlich vermehrter chronischer Erkrankungen im späteren Erwachsenenalter. Wegen der neu erkannten zentralen Bedeutung dieser speziellen Umweltsituation für unsere Gesundheit zu Beginn des Lebens werden wir diesem Thema ein gesondertes Kapitel widmen.

Nach diesem Ausflug in die Entwicklungsgeschichte des Menschen und seiner elementaren Beziehung zur Umwelt kommen wir zurück zu Vitamin D, unserem Sonnenhormon, das ein essenzieller Bestandteil dieser Beziehung zwischen Mensch und Umwelt ist. Wir möchten mit den umfangreichen Informationen in den nachfolgenden Kapiteln dazu beitragen, den Vitamin-D-Mangel als eines der zahlreichen Probleme unserer Gesundheit im 21. Jahrhundert nicht nur aufzuzeigen, sondern auch zu beseitigen. Nur so wird es möglich sein, dem „Tsunami chronischer Krankheiten“, von dem wir alle zunehmend betroffen sind, wirkungsvoll vorzubeugen. Neue Forschungsergebnisse deuten gar darauf hin, dass es gelingen kann, mithilfe von Vitamin D und weiteren Umwelt-/Lebensstilfaktoren im Verbund (Natur pur!) bestehende und bislang angeblich nicht heilbare Krankheiten zu behandeln.

2 Die Bildung von Vitamin D als Sonnenhormon in unserer Haut und seine Verteilung in unserem Körper

Vitamin D wird zusammen mit den Vitaminen A, E und K zu den fettlöslichen Vitaminen gezählt. Es zeigt jedoch aufgrund vieler neuer Erkenntnisse über seinen Ursprung, seine Synthese sowie seine Funktionen auch eine Verwandtschaft mit den Steroidhormonen (Östradiol, Testosteron, Progesteron, Aldosteron und Cortison).

Man kann es wegen seiner Entstehung durch die Sonneneinstrahlung in der Haut zu Recht auch als Sonnenhormon bezeichnen, zunächst wurde es allerdings nur mit dem Knochenstoffwechsel in Verbindung gebracht. Bereits im 17. Jahrhundert schufen die ersten Beschreibungen von Rachitis die Basis für die spätere wissenschaftliche Abklärung von Erkrankungen des Knochenstoffwechsels. Es sollten jedoch noch zahlreiche Jahre vergehen, bis im Jahr 1923 die Identifizierung und Charakterisierung von Vitamin D durch die US-Wissenschaftler Harry Goldblatt und Katharine Marjorie Soames erfolgte.

Wie bereits erwähnt, wurde Vitamin D zunächst bis in die 1970er Jahre hinein nahezu ausschließlich mit dem Knochenstoffwechsel in Verbindung gebracht. Mit dem Nachweis der aktiven Form von

Vitamin D, dem Calcitriol, begann die Suche nach den Wirkungsmechanismen von Vitamin D. Bald darauf führten diese Arbeiten dann unter anderem zur Entdeckung der Vitamin-D-Rezeptoren (VDR). Diese Rezeptoren befinden sich zum Beispiel in den Zellwänden und wirken dort wie ein Sicherheitsschloss, das sich nur mit bestimmten Substanzen öffnen lässt. Vitamin D ist ein solcher Schlüssel. Die Zellen verfügen über eine ganze Reihe von solchen Rezeptoren für unterschiedliche Substanzen, nicht nur in den Wänden, sondern auch innerhalb der Zelle selbst.

Die Sensation war jedoch perfekt, als der Rezeptor für Vitamin D nicht nur in den bekannten Erfolgsorganen (Knochen, Darm und Niere), sondern in vielen anderen Zelltypen und Organen gefunden wurde. Die Vermutung, dass die aktive Form des Sonnenhormons, das Calcitriol, auch in diesen Zellen durch Umwandlung entsteht und eine Wirkung hat, wurde in den folgenden Jahren durch zahlreiche wissenschaftliche Untersuchungen belegt.

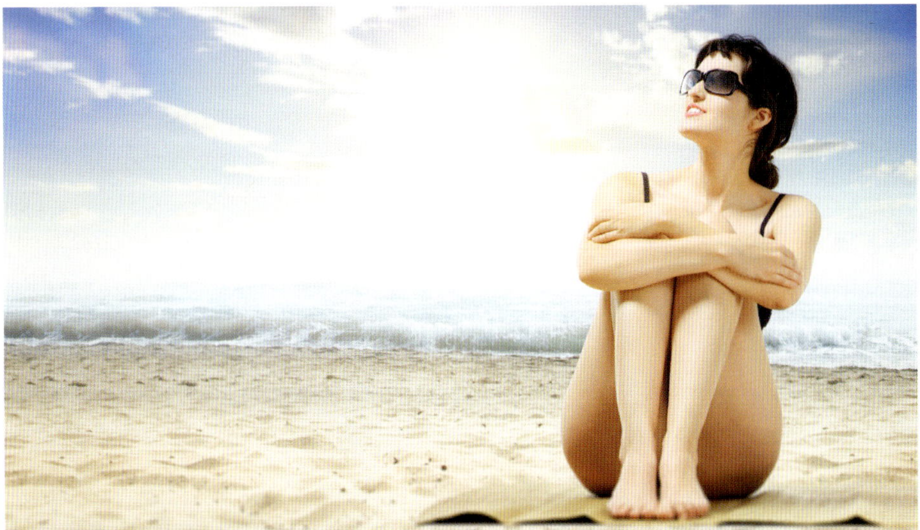

Die Vitamin-D-Spirale

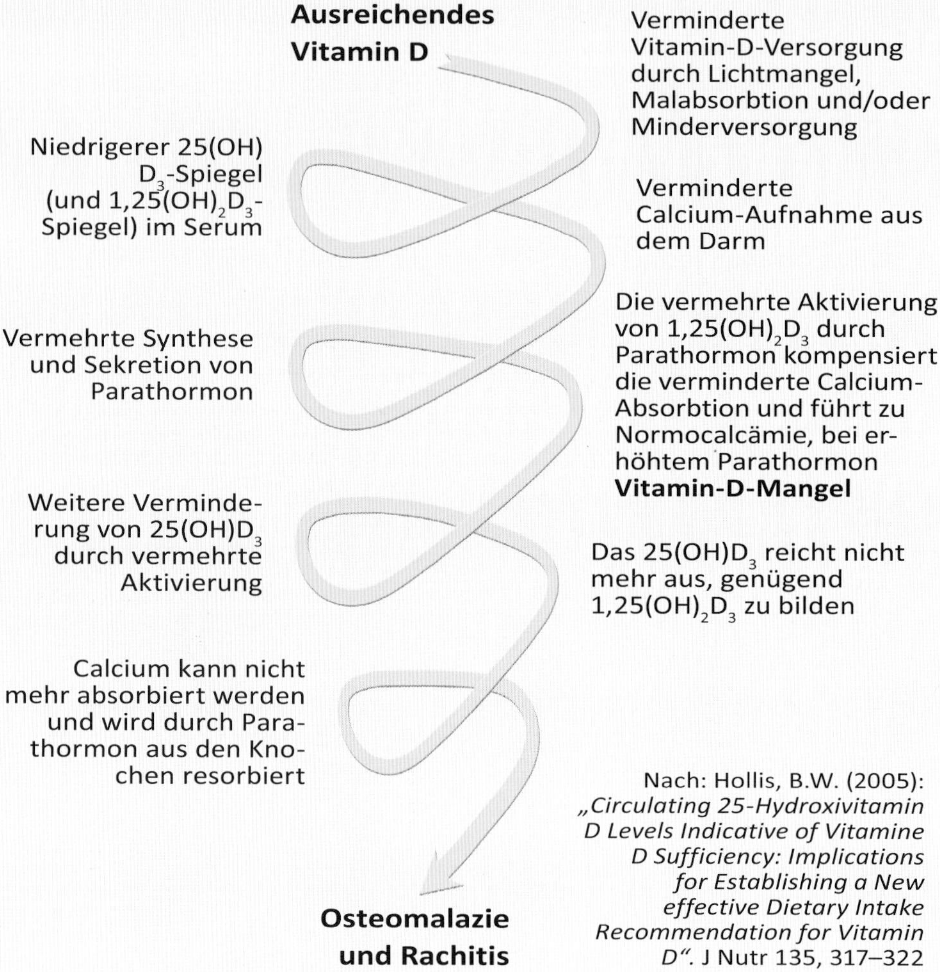

Nach: Hollis, B.W. (2005): *„Circulating 25-Hydroxivitamin D Levels Indicative of Vitamine D Sufficiency: Implications for Establishing a New effective Dietary Intake Recommendation for Vitamin D“*. J Nutr 135, 317–322

Es ist jedoch wichtig, die komplexen Zusammenhänge der Produktion von Vitamin D im Körper zu kennen, um zu verstehen, wieso es zur Vitamin-D-Katastrophe kommen kann. Daher sollen die Grundzüge hier kurz erläutert werden.

Die Synthese beginnt in der Leber aus dem Grundstoff Cholesterol, einem Fett, das wegen seiner Beteiligung an der Arteriosklerose in Verruf geraten ist. Aus ihm werden unter anderem jedoch auch die obengenannten anderen Hormone hergestellt, sodass der Körper es dringend für seinen Stoffwechsel benötigt. In Kapitel 7 werden wir näher auf dieses Thema eingehen.

Die in der Leber gebildete Vorstufe (Provitamin D) wird dann an einen Eiweißkörper gebunden und mit dem Blutkreislauf in die Haut transportiert. Dort entsteht unter Einwirkung des ultravioletten Anteils der Sonnenstrahlen (UV-B mit 290 bis 315 nm Wellenlänge) Cholecalciferol, eine weitere Vorstufe von Vitamin D, die mit dem gleichen Transporteiweiß wieder zurück zur Leber transportiert wird. Hier entsteht dann, sozusagen als Basis für den Vitamin-D-Stoffwechsel im Körper, das 25-Hydroxycholecalciferol (Calcidiol).

Auf gleiche Weise wird das in der Regel nur in geringen Mengen aus der Nahrung aufgenommene Cholecalciferol in der Leber weiterverarbeitet und als Calcidiol in das Blut abgegeben. Erst in den Zellen des Körpers entsteht dann die aktive Form von Vitamin D, das Calcitriol. Dort reagiert Vitamin D mit den D-Rezeptoren (VDR), die dann auf verschiedenen Signalübertragungswegen in den Zellstoffwechsel eingreifen und dabei auch auf zahlreiche Gene Einfluss ausüben. Diesen Teil des Vitamin-D-Stoffwechsels nennt man das autokrine System.

Entstehung von Vitamin D

Die verschiedenen Formen von Vitamin D	
Provitamin D_3	7-Dehydroxycholsterol (7-DHC)
Prävitamin D_3	In der Haut aus 7-Dehydroxycholesterol synthetisiert
Cholecalciferol	Vitamin-D_3-Synthese in der Haut aus Prävitamin D_3 unter der Einwirkung von UVB-Licht
Calcidiol	25-Hydroxycholecalciferol oder Calcifediol (25-OH D_3). Entsteht in der Leber als erster Schritt der Konversion von Vitamin D_3 in seine aktive Form.
Calcitriol	1,25-Dihydroxyvitamin D_3 (1,25-$(OH)_2D_3$). Die biologisch aktive Form des Vitamin D_3. Diese zweite Hydroxylierung geschieht in den Zellen der Niere und vieler anderer Organe.
Ergocalciferol	Vitamin D_2. Vorkommen in einigen Nahrungs- und Nahrungsergänzungsmitteln.

Während nun die meisten Zellen das aufgenommene Vitamin D für sich selbst verbrauchen, gibt die Niere das dort entstehende Calcitriol wieder an das Blut ab, damit es für den Knochenstoffwechsel und die Aufnahme von Kalzium aus dem Darm zur Verfügung steht. Dieser Teil des Vitamin-D-Stoffwechsels wird auch als endokrines System bezeichnet.

Nicht mehr benötigtes Calcitriol wird von den Zellen durch ein Enzym (1α-Hydroxylase) in 1, 24, 25-$(OH)_3D_3$ umgewandelt und als kalzitroische Säure ausgeschieden.

Die geschilderten Stoffwechselvorgänge unterliegen zusätzlich zahlreichen Steuerungsmechanismen, auf die hier nicht eingegangen werden soll, da sie nur verwirren und zum Verständnis des eigentlichen Problems des Vitamin-D-Mangels nur wenig beitragen.

Der Vollständigkeit halber soll jedoch noch erwähnt werden, dass es neben dem „tierischen" Cholecalciferol auch noch eine weitere Substanz gibt, die zur Synthese von Vitamin D herangezogen werden kann: das Ergocalciferol, das auch in Pflanzen und Pilzen gebildet wird. Es ist für den menschlichen Stoffwechsel von nachrangiger Bedeutung, da seine Wirkung deutlich geringer ist als jene von Cholecalciferol. Aus diesem Grund erfolgt auch in den USA, wo früher umfangreich Ergocalciferol zur Supplementation verwendet wurde, eine Umstellung auf Cholecalciferol.

Daher hat sich wohl auch eine kommerzielle Nutzung der Ergocalciferolsynthese durch die Bestrahlung von Pilzen mit UVB-Licht nicht etablieren können.

Was ist neu in Bezug auf den Vitamin-D-Stoffwechsel in unserem Körper?

Vitamin-D-Polymorphismen und epigenetische Veränderungen – nicht die Gene steuern die Zellen, sondern die Zellen steuern die Gene

Auf dem Forschungsgebiet der Genetik hat sich in den letzten Jahren einiges getan. Mit der endgültigen Entzifferung des genetischen Codes um die Jahrtausendwende wurde deutlich, dass die in den Genen enthaltenen Informationen nicht ausreichen, um die überaus komplexe Funktionsweise der Zellen und des Körpers zu erklä-

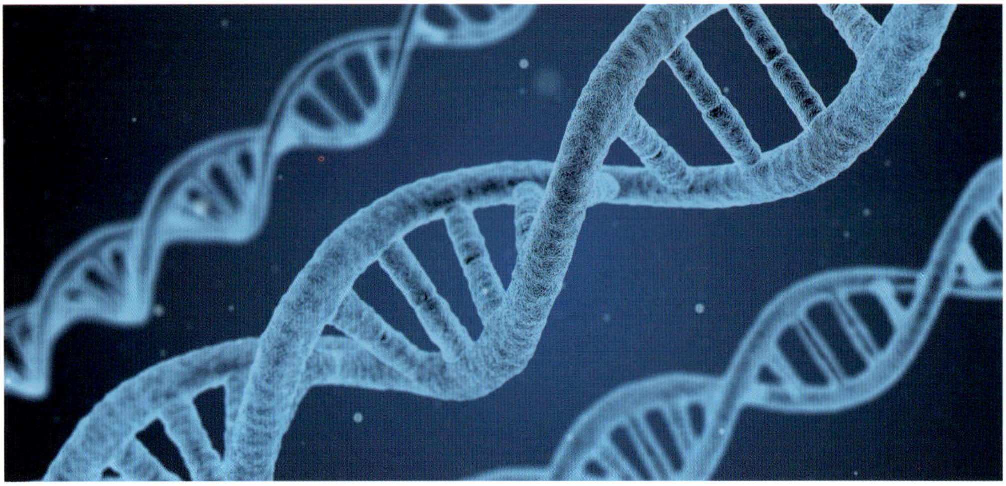

ren. Es zeigte sich, dass die Gene lediglich eine Art Bibliothek mit zahlreichen Büchern darstellen, in denen in der Tat der Bauplan des Menschen enthalten ist. Aber so, wie ein Kochbuch nicht kochen kann, können die Gene alleine mit ihrer Information die Zellen nicht steuern. Vielmehr organisiert jede Zelle individuell die Nutzung ihres Genmaterials mithilfe eines komplexen Steuerungssystems, das derzeit intensiv erforscht wird. Damit entfällt nicht nur das jahrzehntelang unumstößliche „Gen-Dogma der Krebsentstehung“ in der Onkologie, sondern auch die Grundlage für das unselige und gefährliche Konzept der Genmanipulation – was jedoch 15 Jahre nach dieser Erkenntnis die beteiligten Institutionen nicht daran hindert, aus Profitsucht unverdrossen weiter zu „basteln“ und der Natur ins Handwerk zu pfuschen.

Im Kontext von Genetik und Vitamin D sind die Gen-Polymorphismen von besonderem Interesse. Dabei ist die Existenz von Polymorphismen, d.h. geringfügige Veränderungen des genetischen Codes an einzelnen Stellen eines Gens, bereits seit längerer Zeit bekannt (Kurzbezeichnung SNP). Bedingt durch die Entwicklung hocheffektiver Automaten zur Gensequenzierung ist es jedoch nunmehr möglich, nahezu beliebiges menschliches Material auf die darin enthaltenen Gene und ihre Varianten zu untersuchen. Entsprechend hat sich der Umfang der jährlichen Publikationen in der Datenbank pubmed seit 2010 verdoppelt.

Diese neuen Untersuchungen zeigen, dass selbst geringfügige Veränderungen des genetischen Codes, wie die Polymorphismen, zu einer Beeinträchtigung der Funktion dieses Gens für bestimmte Zellfunktionen führen. Da Vitamin D an der Steuerung von etwa 2000 Genen beteiligt ist, ist zu erwarten, dass diese Gen-Polymorphismen auch zu entsprechenden Beeinträchtigungen der Vitamin-D-Funktion im Körper führen. Dabei sind Veränderungen an den sogenannten Vitamin-D-Rezeptoren (VDR) von besonderem Interesse, da diese Rezeptoren benötigt werden, um die Funktion von Vitamin D in den Zellen auszulösen. Einzelne Beispiele mit klinischer Relevanz werden wir in den jeweiligen Kapiteln vorstellen.

Erwähnen möchten wir jedoch an dieser Stelle die Untersuchungsergebnisse des finnischen Biochemikers Carsten Carlberg zur individuellen Vitamin-D-Sensitivität, die ebenfalls in diese Richtung zielen. Das von ihm entwickelte Konzept des „Vitamin-D-Personal-Response-Index" beruht auf der bereits erwähnten Überlegung, dass individuelle genetische Veränderungen des Vitamin-D-Rezeptors eine unterschiedliche Reaktionsfähigkeit des Zellstoffwechsels bewirken, woraus bei unterschiedlichen Personen unterschiedliche Antworten auf eine identische Vitamin-D-Zufuhr resultieren. Die Untersuchungen ergaben, dass etwa 50 % der Testpersonen auf die Vitamin-D-Gabe regelrecht reagierten. 25 % reagierten sogar ausgezeichnet. Die restlichen 25 % zeigten jedoch eine deutlich eingeschränkte Reaktion. Der Umfang einer wirkungsvollen Vitamin-D-Supplementation ist daher nicht nur von der Höhe des gemessenen

Vitamin-D-Spiegels alleine, sondern zusätzlich von dem individuellen „Vitamin-D-Response-Index" abhängig. Mit diesen Überlegungen bekommt nicht nur die seit Jahren geführte Diskussion über die empfehlenswerte Dosierung von Vitamin D im Rahmen der Supplementation eine neue Dimension. Vielmehr findet sich in diesem Ansatz auch eine mögliche Erklärung für „Therapieversager" im Rahmen von kontrollierten Studien.

Hochdosis-Vitamin-D-Therapie (Coimbra-Protokoll)

Ohne diese Untersuchung von Carsten Carlberg zu kennen, begann bereits vor mehr als zehn Jahren der brasilianische Arzt Cicero Coimbra aufgrund eigener Beobachtungen damit, Patienten mit Autoimmunerkrankungen (deren Entstehung und Verlauf bekanntlich durch Vitamin D zu beeinflussen sind) erfolgreich mit sehr hohen Vitamin-D-Dosen zu behandeln, um die gewünschte Wirkung zu erzielen. Allerdings handelt es sich dabei nicht um eine isolierte „Monotherapie", sondern um eine spezifische Maßnahme im Rahmen eines ganzheitlichen Therapiekonzeptes (ähnlich dem der Spitzen-Gesundheit). Angesichts der zukünftigen Bedeutung dieser Therapie für alle Autoimmunerkrankungen (und möglicherweise darüber hinaus) und der Tatsache, dass diese Behandlung unter dem Namen „Coimbra-Protokoll" aktuell auch in Deutschland eingeführt wird, haben wir diesem Thema ein eigenes Kapitel am Ende des Buches gewidmet.

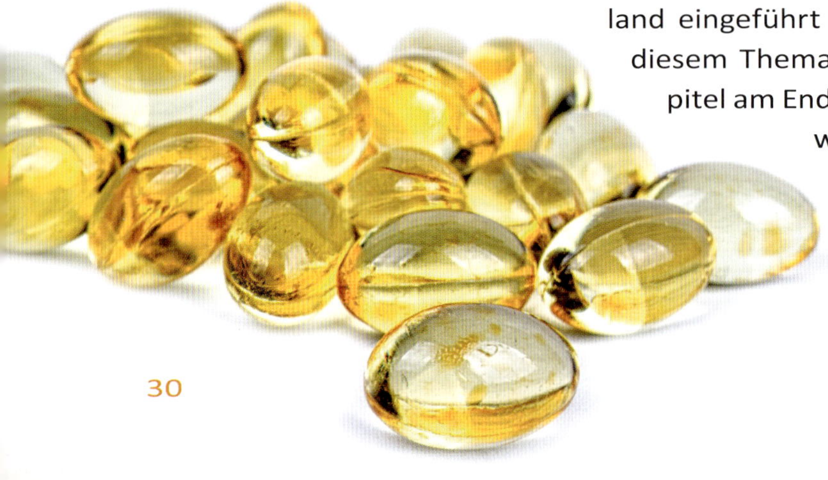

3

Der weltweite Mangel an Sonnenhormon

Wie bei allen Substanzen, die der Körper für die Funktion seiner Zellen benötigt, gibt es die klassische Situation der akuten Unterversorgung (absoluter Vitamin-D-Mangel). Die damit verbundenen klinischen Symptome bei Kindern (Rachitis) und bei Erwachsenen (Osteomalazie) sind hinreichend bekannt. Zwischenzeitlich wurde zudem deutlich, dass eine andere Situation eine noch viel größere Bedeutung für den Körper hat: die chronische Mangelversorgung (relativer Vitamin-D-Mangel), deren zahlreichen und katastrophalen Folgen in den nächsten Kapiteln eingehend beschrieben werden.

Doch zunächst zur klassischen Form der Unterversorgung mit Vitamin D. Diese führt bei Kindern zu der schon erwähnten Rachitis und bei Erwachsenen zu Osteomalazie. In beiden Fällen kommt es zur Knochenerweichung. Die häufigere Osteoporose infolge einer chronischen Mangelversorgung soll in einem eigenen Kapitel abgehandelt werden.

Die seltene Überversorgung mit Vitamin D in der Form von Calcitriol führt zum Krankheitsbild der Kalzinose, das durch Kalkeinlagerungen in der Haut, den Sehnen und anderen weichen Körpergeweben und Organen sowie durch eine stark erhöhte Knochendichte gekennzeichnet ist.

Im Gegensatz zu früheren Befürchtungen sind Zustände mit erhöhten Spiegeln von Calcitriol in der Tat sehr selten. Noch seltener wird eine Kalzinose durch noch nicht aktiviertes Vitamin D (25-Hydroxy-Cholecalciferol) ausgelöst, da dafür extrem hohe Spiegel erforderlich sind (siehe auch Kapitel 13).

Der chronische Vitamin-D-Mangel ist, anders als die seltenen akuten Formen, sehr weit verbreitet – und zwar weltweit. Dies wird offensichtlich durch den zunehmend veränderten Lebensstil der „modernen“ Menschen ausgelöst. Die Umstellung vom Jäger und Sammler in Gebieten mit intensiver Sonneneinstrahlung zum sesshaften Ackerbauern auch in weniger sonnigen Gebieten und später die industrielle Revolution haben dazu geführt, dass der Mensch immer weniger einer ausreichenden Sonneneinstrahlung ausgesetzt ist.

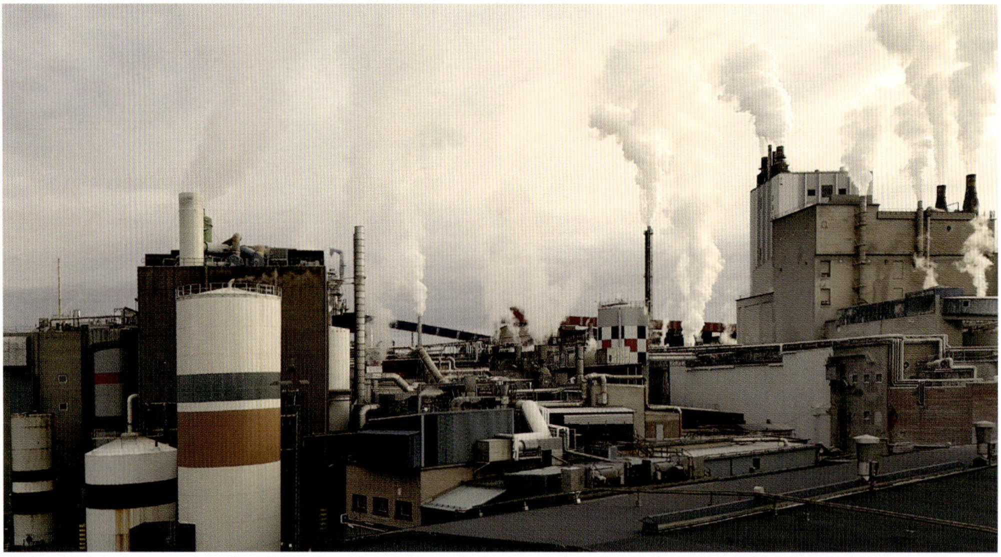

Diese Entwicklung wurde weder von der Öffentlichkeit noch von medizinischen Kreisen wirklich zur Kenntnis genommen. Die Lage weiter verschärft hat jedoch die vereinte Aktion von manchen Hautärzten und der Kosmetikindustrie in Bezug auf den Hautkrebs, indem geradezu gebetsmühlenartig jede noch so kleine Sonnenexposition als gefährlich eingestuft wurde.

Dass die Sorge um eine ausreichende Versorgung mit Vitamin D keine graue Theorie ist, wird von immer mehr Experten weltweit belegt – und sie betrifft sowohl Kinder als auch Erwachsene beispielsweise in Kanada, Australien oder Bangladesh. So ergab eine Suchanfrage in einer wissenschaftlichen Datenbank Anfang 2008 zu den Stichworten „Vitamin D“ und „Mangel“ mehr als 50 Treffer für die Jahre 2006 bis 2008. Einige dieser Studien – allen voran zwei aus Deutschland – wollen wir uns näher anschauen.

Die beiden deutschen Studien hat das Robert-Koch-Institut in Berlin publiziert. Im Rahmen der nationalen Verzehrsstudie wurden 1998 etwa 4.000 erwachsene Deutsche zwischen 17 und 79 Jahren untersucht. Insgesamt hatten knapp 60 % der untersuchten Männer und Frauen einen Vitamin-D-Mangel. Bei den 65- bis 79-Jährigen stieg dieser Anteil selbst in der Sommerzeit auf 75 %!

In diesen Studien finden sich auch Hinweise auf den Zusammenhang zwischen dem Vitamin-D-Spiegel und chronischen Erkrankungen. So zeigten sich niedrige Werte häufig bei Patienten mit Bluthochdruck, koronarer Herzerkrankung oder Diabetes (mit und ohne Insulinbehandlung).

Wer nun glaubt, dass niedrige Vitamin-D-Werte nur erwachsene Personen betreffen, der irrt: Von über 17.000 untersuchten deutschen Kindern wiesen 50 % im Sommer und 60 % im Winter einen Vitamin-D-Mangel auf.

Dabei ist anzumerken, dass in diesen deutschen Studien – ebenso wie in den meisten anderen Studien der vergangenen Jahre – ein zwar seinerzeit gültiger, inzwischen jedoch überholter und zu niedriger Normbereich verwendet wurde. Legt man den neuen, höheren Normbereich als Messlatte an, zeigen bis zu 90 % der Menschen einen Vitamin-D-Mangel. Dass der Vitamin-D-Mangel nicht auf deutsche Kinder und nördliche Breitengrade beschränkt ist, soll anhand eines weiteren Berichtes belegt werden: Von über 3.000 Kindern im indischen Delhi zeigten 90 % erniedrigte Vitamin-D-Werte. Auch diese Kinder profitierten nicht von der eigentlich recht intensiven Sonneneinstrahlung in ihrem Heimatland.

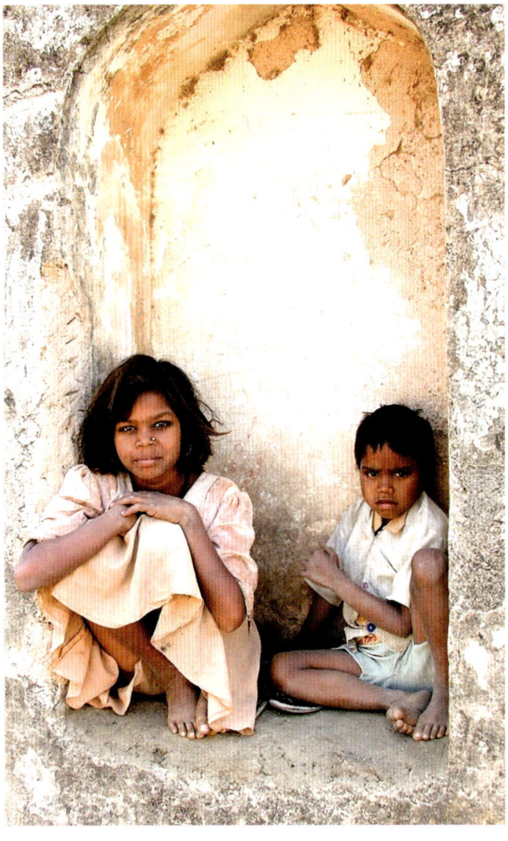

Ebenfalls 2007 erschien eine sehr umfangreiche Untersuchung mit mehr als 7.000 Erwachsenen im Alter von 45 Jahren aus Großbritannien. Die Blutproben für die Vitamin-D-Bestimmung wurden dabei in monatlichen Abständen in ganz Großbritannien von Schottland bis Wales in den Jahren 2002 bis 2004 entnommen. Dabei zeigte sich nicht nur eine deutliche Abhängigkeit des Vitamin-D-Spiegels vom Breitengrad, sondern auch von der Jahreszeit. Die niedrigsten Spiegel wurden im Winter und Frühjahr, die höchsten im Sommer und Herbst gefunden. In Schottland fanden sich zu allen Jahreszeiten die niedrigsten Werte.

Am Ende des Winters zeigten 87 % aller untersuchten Personen einen erniedrigten Vitamin-D-Spiegel, wobei Frauen stärker betroffen waren als Männer. Selbst am Ende des Sommers hatten immerhin noch 60 % aller Personen erniedrigte Werte.

Zusätzlich ergaben sich interessante Aspekte in Bezug auf den Lebensstil: Wer übergewichtig ist oder täglich mehr als vier Stunden vor Fernseher oder Computerbildschirm verbringt, verdoppelt sein Risiko, einen Vitamin-D-Mangel zu entwickeln. Wer sich umgekehrt mehr als vier Stunden täglich im Freien aufhält, reduziert das Risiko auf die Hälfte.

Auch aus dem fernen China kommen Alarmmeldungen: Die Mitte 2008 erschienene Untersuchung an 441 jungen Frauen zwischen 18 und 40 Jahren aus Peking und Hongkong ergab im Frühling bei 18 % der Frauen in Hongkong und bei 40 % der Frauen in Peking einen absoluten Mangel an Vitamin D (< 25 nmol/l). In beiden Städten zeigten 90 % aller Frauen in dieser Zeit einen relativen Mangel an Vitamin D (< 50nmol/l).

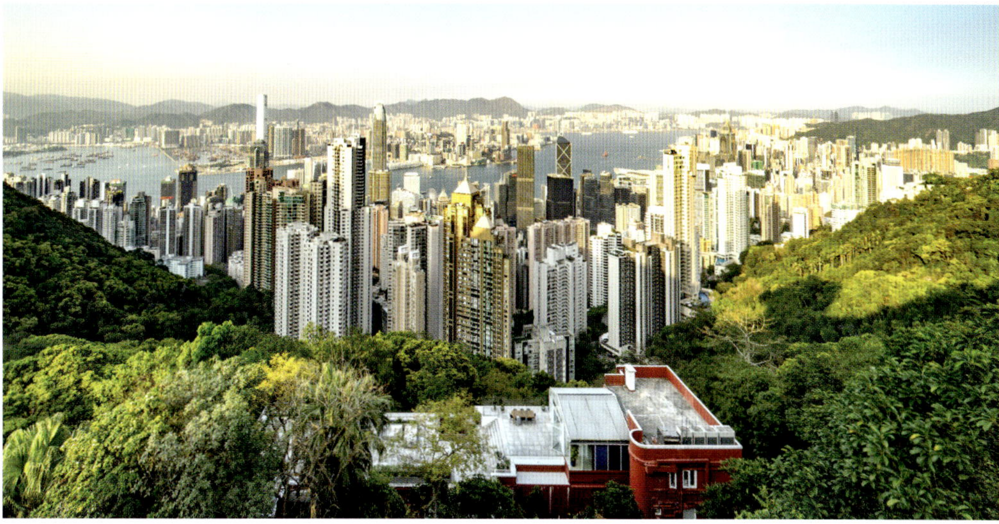

Dass eine intensivere Sonneneinstrahlung in einem Land keine Garantie für eine bessere Versorgung der Bevölkerung mit Vitamin D ist, ergab eine Untersuchung aus dem tropischen Südindien: In den Städten zeigten lediglich 12 % der Männer und 6 % der Frauen einen normalen Vitamin-D-Spiegel. Auf dem Land hatte sogar nur 1 % der untersuchten Frauen keinen Vitamin-D-Mangel.

Abschließend noch ein Beispiel dafür, dass selbst ein eigentlich begrüßenswertes Verhalten nicht immer nur positive Auswirkungen hat. Es geht um die angestrebte Ernährung der Säuglinge mit Muttermilch, die ja bekanntlich alles enthält, was das Kind braucht. Es ist jedoch leicht verständlich, dass diese Aussage nur dann gilt, wenn die Mutter auch selbst ausreichend über das verfügt, was sie an ihr Kind weitergeben soll.

Dass dies nicht so ist, zeigt neben anderen eine Untersuchung aus dem US-amerikanischen Bundesstaat Iowa. Sie ermittelte im Winter bei 78 % der gestillten Kinder einen Vitamin-D-Mangel, falls die Muttermilch nicht mit künstlichem Vitamin D angereichert wurde. Zum Thema Muttermilch und Vitamin D werden wir im Kapitel 14 noch weitere Angaben machen.

Was gibt es Neues in Sachen Vitamin-D-Mangel?

Im Vergleich zu der zitierten Datenbankrecherche aus den Jahren 2007/2008 finden sich rund zehn Jahre später in der gleichen Datenbank schon knapp 700 Artikel zum Thema Vitamin-D-Mangel – eine Steigerung um den Faktor 14! Eigene Untersuchungen an rund 5.000 Patienten aus der Routineversorgung deutscher Praxen ergaben weitgehend identische Resultate mit der zitierten Untersuchung des Robert-Koch-Instituts – auch in Bezug auf die Kinder: Lediglich die im ersten Jahr zur Prophylaxe der Rachitis mit Vitamin D versorgten Kinder wiesen in beiden Untersuchungen einen normalen Vitamin-D-Spiegel auf. Alle Kinder und auch die anderen Altersgruppen bis ins hohe Alter lagen mit ihrem mittleren Vitamin-D-Spiegel unterhalb des angestrebten Referenzwertes von 30 ng/ml.

Eine weitere Untersuchung des Robert-Koch-Instituts (RKI) aus dem Jahr 2015 belegt ebenfalls die Verschiebung der meisten Werte beim Vitamin-D-Mangel. Legt man den Referenzwert von 30 ng/ml (75 nmol/l) an diese Ergebnisse an, so weisen lediglich knapp 12 % der repräsentativ ausgewählten erwachsenen Bürger in Deutschland einen regelrechten Vitamin-D-Spiegel auf (siehe Abbildung).

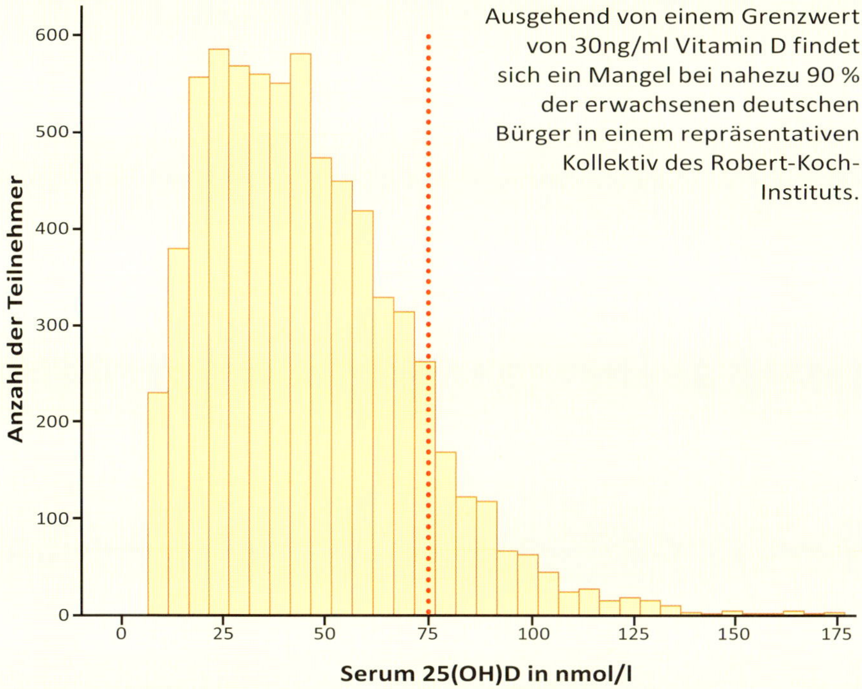

Ausgehend von einem Grenzwert von 30ng/ml Vitamin D findet sich ein Mangel bei nahezu 90 % der erwachsenen deutschen Bürger in einem repräsentativen Kollektiv des Robert-Koch-Instituts.

Ferner macht eine aktuelle Untersuchung ebenfalls aus dem RKI in Berlin deutlich, dass die „Epidemie des Vitamin-D-Mangels" zunimmt: Im Bundes-Gesundheitssurvey 1998 wiesen 23,6 % der Frauen und 23,7 % der Männer einen Vitamin-D-Mangel auf. Rund zehn Jahre später zeigte die Studie zur Gesundheit Erwachsener in Deutschland (DEGS 1) bei 29,7 % der Frauen und 30,8 % der Männer einen Mangel. Dies bedeutet umgerechnet eine 25 %-Steigerung des Mangels bei den Frauen und eine 30 %-Steigerung des Mangels bei den Männern innerhalb von zehn Jahren.

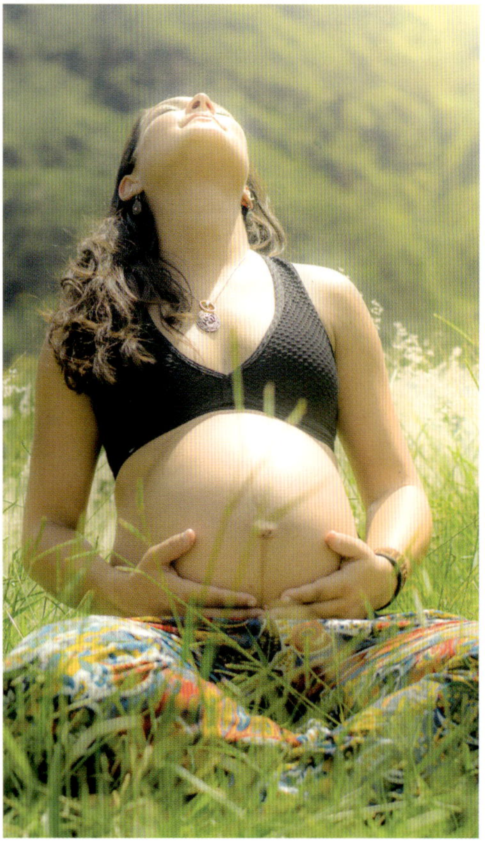

Dem entsprechen viele andere Studienergebnisse aus allen Teilen der Welt.

Ein besonderes, ebenfalls weltweites Problem stellt dabei die Situation in der Schwangerschaft dar. Die Mutter benötigt das Sonnenhormon für einen problemlosen Schwangerschaftsverlauf und das heranwachsende Kind für die Ausbildung seiner Organe, insbesondere die Steuerung seines angeborenen Immunsystems. Eine aktuelle Untersuchung aus dem Jahr 2017 zeigt, dass es in dieser Hinsicht auch mit den Schwangeren in Deutschland nicht zum Besten steht. Die Autoren fanden eine größere Häufigkeit des Vitamin-D-Mangels bei schwangeren im Vergleich zu nicht schwangeren Frauen. Selbst unter Verwendung des überholten

Grenzwertes von 20 ng/ml ergaben sich eindrucksvolle Zahlen: 78,1 % der schwangeren und 53,9 % der nicht schwangeren Frauen hatten einen Vitamin-D-Status < 20 ng/ml.

Dabei zeigten die schwangeren Frauen ein knapp vierfach so hohes Risiko, einen Vitamin-D-Spiegel unter 10 ng/ml aufzuweisen, und im Vergleich zu nicht schwangeren Frauen bestand ein mehr als 13-fach höheres Risiko, im Winter einen Vitamin-D-Mangel aufzuweisen. Diese Untersuchungsergebnisse haben insofern eine besondere Bedeutung, da seit einigen Jahren immer deutlicher wird, dass die Basis für zahlreiche chronische Erkrankungen des Erwachsenenalters (etwa Herz-Kreislauf-Erkrankungen, Diabetes oder Krebs) bereits zu Beginn des Lebens, d.h. in der Schwangerschaft und den ersten Kinderjahren, gelegt wird. Der Fachausdruck für dieses Phänomen lautet „DOHaD" (Developmental Origin of Health and Disease).

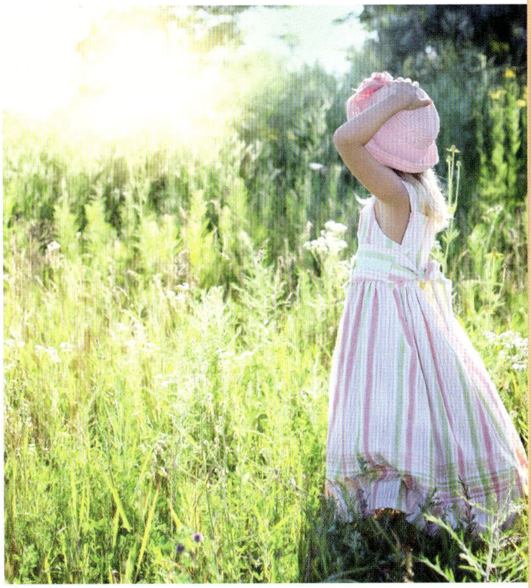

Bedauerlicherweise wurden die zitierten Arbeiten aus Deutschland in hochkarätigen englischsprachigen Zeitschriften publiziert und nicht in den deutschen Tageszeitungen, sodass unsere Bürger von diesen wichtigen Untersuchungen durch eine von ihren Steuergeldern bezahlte staatliche Institution so gut wie nichts erfuhren. Wir werden daher in Kapitel 14 berichten, was diese Zusammenhänge für Mutter und Kind – letztendlich jedoch auch für unsere gesamte Gesellschaft – bedeuten.

4 Einfluss des Sonnenhormons auf unser Immunsystem

Dieses Kapitel wird noch interessanter als die vorhergehenden. Das liegt vor allen Dingen daran, dass das Immunsystem eine überragende Bedeutung für unsere Gesundheit hat. Viele Jahre hielt man das Immunsystem für eine Art Reservistenarmee, die – einmal geschult – erst dann tätig wird, wenn der Körper aktuell von eindringenden Keimen bedroht ist.

Inzwischen wissen wir jedoch, dass das Immunsystem nicht nur viel komplexer aufgebaut ist, als wir dies zunächst gedacht hatten, sondern auch, dass es konstant im Einsatz ist und durch eine Vielzahl von Einflüssen reguliert wird. Umgekehrt beeinflusst das Immunsystem seinerseits viele Organfunktionen und ist damit auch wesentlich an der Entstehung der vielfältigen chronischen Erkrankungen des Körpers beteiligt.

Wie fast zu erwarten, zählt unser Sonnenhormon zu den Einflussfaktoren auf das Immunsystem, und zwar ganz wesentlich. Um die Bedeutung des Einflusses von Vitamin D zu verstehen, ist es notwendig, einen zumindest vereinfachten Überblick über die komplizierte Konstruktion des menschlichen Immunsystems zu geben.

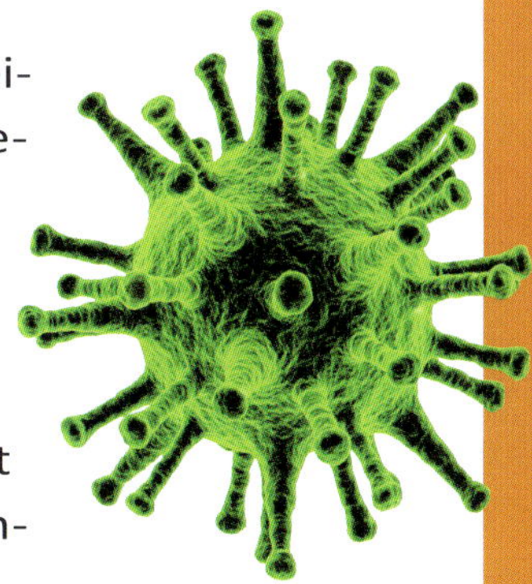

Auch wenn wir uns manchmal einsam und alleine fühlen, so sind wir es doch nie! Wir sind umgeben von Bakterien, Pilzen, Viren und Parasiten, die alle voller Begierde versuchen, in unseren Körper einzudringen. Das braucht uns allerdings nicht zu beunruhigen, denn der Körper ist seit Millionen von Jahren daran gewöhnt und hat sich darauf mit einem ganzen Arsenal von Abwehrmaßnahmen eingerichtet. Inzwischen wissen wir sogar, dass in unserem Darm mehr Bakterien und Viren enthalten sind, als wir körpereigene Zellen haben. Dieses neu entdeckte Organ wird „Mikrobiom" genannt und ist nicht nur für die Verdauung unserer Nahrung unentbehrlich, sondern steht in inniger Verbindung mit dem Immunsystem. Und Vitamin D ist an diesem Geschehen intensiv beteiligt. Dabei sind wir weit davon entfernt, alle Facetten dieses neuen Organs zu kennen, geschweige denn, damit umzugehen.

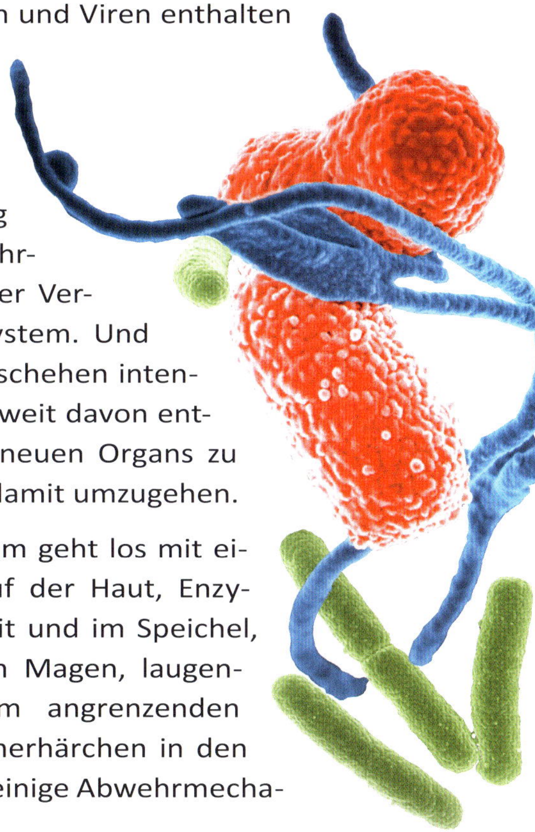

Das klassische Abwehrsystem geht los mit einem Säureschutzmantel auf der Haut, Enzymen in der Tränenflüssigkeit und im Speichel, konzentrierter Salzsäure im Magen, laugenähnlichen Verhältnissen im angrenzenden Zwölffingerdarm und Flimmerhärchen in den oberen Luftwegen, um nur einige Abwehrmechanismen zu nennen.

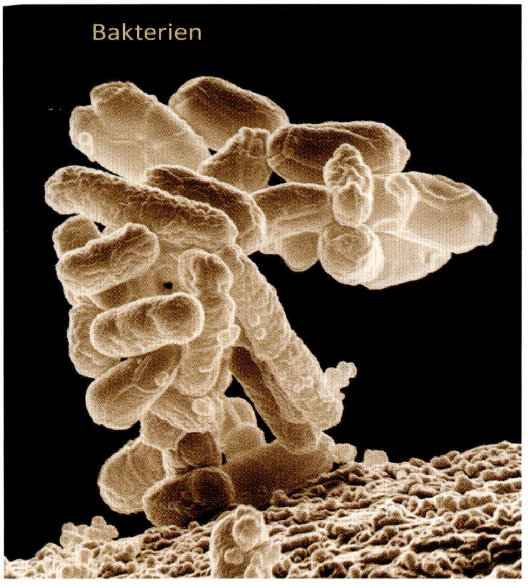

Bakterien

Gelingt es den Angreifern gelegentlich doch, in den Körper einzudringen, steht das Immunsystem mit einer ganzen Batterie von Abwehrwaffen bereit. Dabei arbeiten verschiedene Organe wie Knochenmark, Lymphknoten, Milz, Thymus und Mandeln zusammen. Ihre Zellen produzieren spezielle Substanzen mit ganz unterschiedlichen Aufgaben.

Dabei lassen sich zwei Teilsysteme unterscheiden, die ineinandergreifen:

- Die **unspezifische Abwehr** ist angeboren und richtet sich gegen alle „Fremdlinge“ im Körper.
- Die Vorgänge der **spezifischen Abwehr** sind erworben und richten sich gegen bestimmte Antigene, die wiedererkannt werden. Diesen letzteren Teil des Systems nutzen wir für die Schutzimpfungen gegen ansteckende Erkrankungen.

Beide Systeme verfügen über eine ganze Reihe von zellulären Bestandteilen, die hier ebenfalls erwähnt, im Einzelnen jedoch nicht weiter erläutert werden sollen: Granulozyten, Monozyten, Makrophagen und T-Lymphozyten. Letztere sind in der Lage, sich in verschiedene Zellen weiterzuentwickeln: Helferzellen, Gedächtniszellen, Supressorzellen und Killerzellen.

Das klingt nicht nur kompliziert, sondern ist in der Tat sehr komplex, denn in den nächsten Abschnitten geht die Beschreibung noch weiter!

Teilsysteme der Abwehr	Zellulär	Humoral
Spezifisch	**T-Zellen** T-Helferzellen T-Gedächtniszellen T-Suppressorzellen Zytotoxische T-Zellen	**Antikörper** (produziert von Plasmazellen und B-Gedächtniszellen)
Unspezifisch	**NK-Zellen** Makrophagen Neutrophile Granulozyten	**Komplement** Zytokine Lysozyme

Vereinfachte Darstellung der komplexen Struktur unseres Immunsystems

Die Namen der einzelnen Zellen deuten auf ihre jeweilige Funktion hin. Um diese auszuüben, bilden die Zellen verschiedene Boten- und Wirkstoffe (humorale Bestandteile des Abwehrsystems), die hier ebenfalls nur aufgelistet werden, ohne sie im Einzelnen zu erläutern: Interleukine, Lysozyme, Zytokine, Antikörper und Immunglobuline. Zusätzlich wurde entdeckt, dass die Zellen die Möglichkeit besitzen, körpereigene, hochwirksame Antibiotika selbst zu bilden. Cathelicidine und Defensine sind zwei Vertreter dieser neuen Substanzgruppe, die man antimikrobielle Proteine nennt (AMP).

Subjektiv erleben wir die Abwehrreaktionen des Körpers als die typischen Symptome einer lokalen oder generalisierten Entzündung: vermehrte Durchblutung, Überwärmung und Schmerz. Für das Verständnis des Immungeschehens im Körper ist es nun noch wichtig zu wissen, dass dieses komplexe System minutiös gesteuert wird. Dabei gilt es, sowohl einen Angreifer rechtzeitig zu erkennen und die Abwehr zu mobilisieren als auch unnötige Abwehrreaktionen zu verhindern, die dem Körper einen Schaden zufügen. Ein solcher Schaden kann aus zwei Gründen eintreten:

- Zum einen können die Abwehrreaktionen zu heftig oder zu lange andauernd sein. Dann resultiert ein chronischer Krankheitsverlauf, im Rahmen dessen die Entzündung zu erheblichen Veränderungen von Geweben und zu Funktionsstörungen von Organen führen kann.
- Zum anderen kann die Immunreaktion durch eine Fehlinformation ausgelöst werden, die unter Umständen sogar dazu führt, dass sich die Abwehrreaktion gegen körpereigenes Gewebe richtet. Dies bezeichnen wir dann als eine Autoimmunerkrankung. Auch hier kann es im Verlauf zu erheblichen Schäden und Störungen kommen.

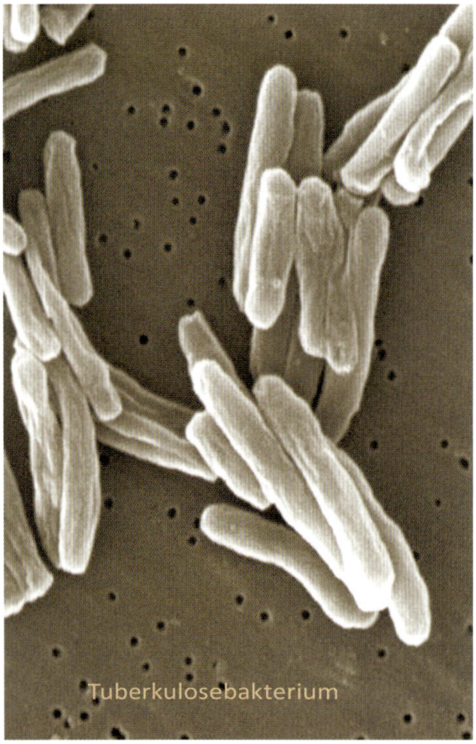
Tuberkulosebakterium

Und damit sind wir endlich wieder bei unserem eigentlichen Thema: der Wirkung von Vitamin D. Nachdem nahezu alle Körperzellen über Rezeptoren für Vitamin D verfügen, war es sehr wahrscheinlich, dass diese Aussage auch für die Zellen des Immunsystems gilt.

Nachfolgend wollen wir einige Untersuchungen zur Bedeutung von Vitamin D bei Infektionskrankheiten vorstellen (erworbenes Immunsystem).

Hier bietet sich, auch unter historischen Aspekten, die Tuberkulose an. Sie wurde vor der Zeit der Antibiotika in Sanatorien gezielt mit Sonnenlicht behandelt. Die Erkrankung wird auch als Schwindsucht bezeichnet, da sie unbehandelt die Menschen völlig auszehrt.

Die Tuberkulose führt weltweit die Statistik der tödlichen Infektionskrankheiten an und wird nach Schätzungen der Weltgesundheitsorganisation in den nächsten Jahren viele Millionen Menschenleben fordern. Bedingt durch die medizinische Versorgung und die guten hygienischen Verhältnisse in Deutschland waren Anfang dieses Jahrhunderts allerdings nur noch 5.000 bis 6.000 Menschen betroffen. In anderen Ländern sieht die Situation allerdings ganz anders aus. Vor allem die bevölkerungsreichen Staaten wie China und Indien (jährlich jeweils über eine halbe Millionen Neuerkrankungen), aber auch die Philippinen und Indonesien sowie einige zentral- und südafrikanische Regionen sind besonders anfällig für Tuberkuloseerkrankungen.

Die Krankheit bricht nur bei 5 bis 10 % der infizierten Personen aus. Dabei spielt vor allen Dingen ein geschwächtes Immunsystem eine bedeutende Rolle. Und damit sind wir wieder bei der Wirkung unseres Sonnenhormons.

Eine Übersichtsarbeit aus dem Jahr 2008, die alle wissenschaftlichen Artikel von 1980 bis 2004 unter diesem Aspekt untersuchte, fand einen deutlichen Zusammenhang zwischen dem Vitamin-D-Spiegel und einer Infektion mit dem Tuberkulosebakterium. Die experimentellen Arbeiten belegten dabei sowohl die dämpfende Wirkung auf die entzündliche Reaktion als auch die vermehrte Bildung der körpereigenen Antibiotika durch Vitamin D in den infizierten Zellen.

Weitaus interessanter für die allgemeine Bevölkerung bei uns in Deutschland ist die Diskussion über einen Mangel an Vitamin D als Ursache für das gehäufte Auftreten von Erkältungskrankheiten in den Wintermonaten. Bereits 2006 erschien eine erste Veröffent-

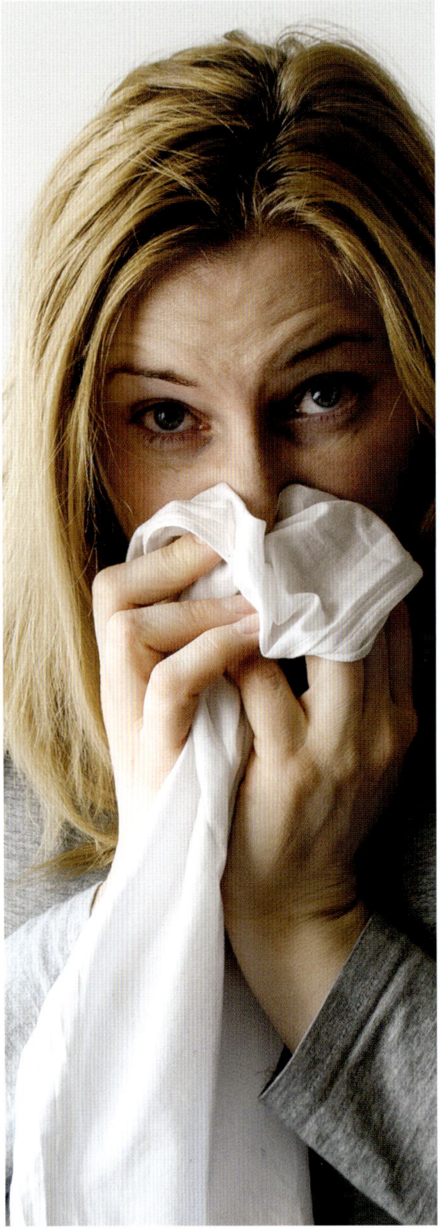

lichung, die die von der Jahreszeit abhängigen Grippeepidemien mit der reduzierten Produktion des Sonnenhormons in den Wintermonaten in Verbindung brachte.

Die These wird durch zwei weitere aktuelle Publikationen unterstützt: Finnische Wissenschaftler bestimmten die Vitamin-D-Werte bei 800 Soldaten. In den anschließenden sechs Monaten wurde die Häufigkeit der aufgetretenen Erkältungen registriert. Die Gruppe mit den niedrigsten Vitamin-D-Werten hatte doppelt so viele infektbedingte Ausfalltage wie die Gruppe mit den höchsten Vitamin-D-Spiegeln.

In der New York Study erhielten 208 Frauen in den Wechseljahren randomisiert (nach dem Zufallsprinzip) zur Hälfte zwei Jahre lang 800 IE Vitamin D täglich und im dritten Jahr 2.000 IE täglich zur Behandlung ihrer Osteoporose. Die andere Hälfte erhielt während der ganzen Zeit ein Placebo. Als Nebenbefund wurden die Teilnehmerinnen alle drei Monate befragt, ob sie in dem jeweiligen Zeitintervall eine Erkältung oder Grippe gehabt hätten.

In der Kontrollgruppe berichteten 26 Frauen über eine solche Erkrankung, während in der Therapiegruppe mit 800 IE Vitamin D nur 7 Frauen und unter 2.000 IE nur eine Frau betroffen war.

Ähnlich wie in Kapitel 5 über die Krebserkrankungen konnte somit auch in dieser prospektiven Studie im Rahmen einer Vitamin-D-Behandlung der Osteoporose ein zusätzlicher positiver Gesundheitseffekt durch das Sonnenhormon nachgewiesen werden. Welch eine Perspektive, selbst wenn man nur von einer 50 %igen Reduktion der Erkältungen wie bei den finnischen Soldaten ausgeht!

Passend zu diesem Aspekt gibt es Daten zur Häufigkeit von winterlichen Erkältungen aus Deutschland. Diese wurden in den Praxen von 103 deutschen niedergelassenen Hausärzten und HNO-Ärzten im Jahre 2007 erhoben. Hochgerechnet für ein ganzes Jahr und für die arbeitende Bevölkerung von ganz Deutschland ergeben sich daraus 25 Millionen Tage Arbeitsunfähigkeit (AU).

Durch eine verbesserte Versorgung der Bevölkerung mit Vitamin D könnten aufgrund der zitierten Studien problemlos 50 % und mehr dieser Ausfalltage eingespart werden: 12,5 Millionen Arbeitstage in einem einzigen Jahr! Von den eingesparten Kosten (mehr als 1 Milliarde € nur für AU ohne Kosten für ärztliche Behandlung und Medikamente!) und dem verbesserten Wohlbefinden der Betroffenen in dieser Zeit ganz zu schweigen!

Neues zum Thema Vitamin D und Immunsystem

Waren die klinischen Erfahrungen zum Zeitpunkt der Herausgabe unseres ersten Buches noch begrenzt und die Mehrzahl der seinerzeit etwa 40 wissenschaftlichen Artikel überwiegend experimenteller Natur, so finden sich heute zahlreiche Beobachtungsstudien zum Thema Sonnenhormon und Immunsystem ebenso wie therapeutische Studien zur gezielten Beeinflussung des Immunsystems. Diese Einflussnahme wird auch als „Immunmodulation“ bezeichnet. Dabei zeigt sich nicht nur eine Zunahme der Publikationen, sondern auch eine zunehmende Bedeutung von Vitamin D für die Funktion des sich immer komplexer darstellenden Immunsystems. Eine aktuelle Übersichtsarbeit aus dem Jahr 2017 bezeichnet Vitamin D gar als „Überlebensmolekül“, das auf zwei ganz unterschiedlichen Wegen das Immungeschehen steuert:

- durch Hemmung der Entzündungsreaktion infolge von zellulärem Stress sowie
- durch Förderung spezieller Immunzellen zur Unterstützung von Reparaturprozessen.

Im Folgenden sollen nun einige neuere Studien dokumentiert werden. Beginnen wir wieder mit Tuberkulose als Beispiel der Wirkung von Vitamin D auf schwere bakterielle Infektionserkrankungen. Alle drei Veröffentlichungen betreffen Kinder.

Eine Untersuchung aus dem Jahr 2014, an der knapp 1.000 Kinder aus London beteiligt waren, ergab, dass Kinder mit einem Vitamin-D-Mangel ein signifikant höheres Risiko hatten, an Tuberkulose zu erkranken. Zu ähnlichen Ergebnissen kam eine Untersuchung von etwa 650 Kindern aus Spanien: Die Gruppe der Kinder mit Tuberkulose wies deutlich niedrigere Vitamin-D-Spiegel auf als die gesunden Kinder der Kontrollgruppe (mittlerer Vitamin-D-Wert 13,7 ng/ml vs. 25,7 ng/ml).

Einen anderen Aspekt beleuchtet eine Untersuchung an Kindern aus Indien: Die Mehrzahl der Kinder, bei denen eine Lungentuberkulose erstmals nachgewiesen wurde, wies einen Vitamin-D-Mangel auf. Diejenigen Kinder, die nach einer intensiven Antituberkulosetherapie keine Normalisierung des Sputum-Befundes zeigten, hatten vor

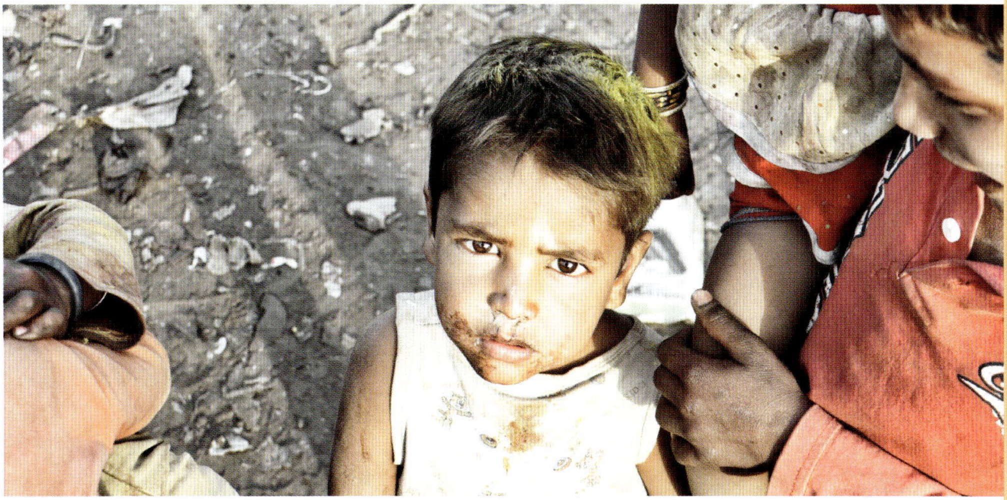

der Behandlung durchwegs geringere Vitamin-D-Spiegel als diejenigen Kinder, bei denen sich durch die Behandlung der Sputum-Befund normalisierte.

Skeptikern, die gerne die Beweiskraft solcher vergleichenden Untersuchungen an Patienten und Kontrollpersonen anzweifeln, sei versichert, dass es parallel zu diesen Beobachtungsstudien eine Fülle von Laboruntersuchungen gibt, die die exakten Wirkungsmechanismen von Vitamin D in den Zellen zeigen. Als Beispiel soll der Botenstoff Interleukin-32 (IL-32) dienen. Die komplizierten biochemischen Untersuchungen überfordern natürlich das Verständnis eines Laien, gehören aber auch nicht zur Alltagslektüre von Ärzten.

IL-32 ist ein molekularer Marker des Abwehrnetzwerkes bei der Tuberkulose. Dabei induziert IL-32 die Vitamin-D-abhängige Produktion der antimikrobiellen Peptide Cathelicidin und DEFB4 und erzeugt damit eine antimikrobielle Aktivität (das bedeutet eine Wirkung wie ein Antibiotikum), die im Laborversuch vom Vorhandensein einer adäquaten Menge 25-OH-Vitamin D abhängig war.

Es gibt jedoch im Zusammenhang mit der Therapie der Tuberkulose auch Untersuchungen mit anerkannt hohem Evidenzgrad (doppelblind, nach dem Zufallsprinzip verteilte Untersuchungsgruppen, prospektiv und mit einem Placebo-Präparat für eine der Untersuchungsgruppen). Dabei erhielten die Patienten entweder 100.000 IE Vitamin D alle zwei Wochen oder Placebo für einen Therapiezeitraum von sechs Wochen. Das Ergebnis war eindeutig: Während die Patienten unter Vitamin D mit einem regelrechten mittleren Vitamin-D-Spiegel von rund 40 ng/ml im Mittel bereits nach 36 Tagen einen unauffälligen Sputum-Befund aufwiesen, dauerte es in der Kontrollgruppe mit dem Placebo-Präparat im Mittel 43 Tage. Der mittlere Vitamin-D-Spiegel in der Kontrollgruppe lag knapp unter 10 ng/ml.

Zusätzlich zu den Tuberkuloseuntersuchungen finden sich inzwischen auch zunehmend Berichte über die Bedeutung von Vitamin D bei der Hepatitis C, einer weiteren schweren Infektionserkrankung. So findet sich bei Hepatitis-C-Patienten noch häufiger als in der Normalbevölkerung ein Vitamin-D-Mangel, der einen negativen Einfluss auf den Verlauf der Erkrankung hat. Zu einem ähnlichen Resultat kommt eine Metaanalyse (zusammenfassende Untersuchung) von 18 Studien mit mehr als 3.500 Patienten mit bereits fortgeschrittener Leberfibrose. Die Vitamin-D-Abhängigkeit zeigt sich dabei auch unter einer spezifischen Hepatitis-C-Therapie mit PegIFN α/Ribavirin.

Und noch eine weitere gefürchtete Erkrankung zeigt eine Abhängigkeit vom Vitamin D: die Malaria. So fanden sich bei Kindern aus Uganda mit einer schweren Malaria signifikant niedrigere Vitamin-D-Spiegel als bei gesunden Kindern. Die statistische Auswertung (Regressionsanalyse) ergab für einen (rechnerischen) Anstieg von Vitamin D im Serum von 1 ng/ml ein um jeweils 9 % verringertes Risiko für eine schwere Malariaerkrankung.

Was gibt es Neues zu den lästigen Grippeerkrankungen?

Hier bestätigen zwei große Übersichtsarbeiten die bereits bekannten Zusammenhänge zwischen den Infekten der oberen Luftwege und dem Vitamin-D-Spiegel. Die Quintessenz einer Publikation aus dem Jahr 2013 ist in nachfolgender Abbildung dargestellt: Etwa ab einem Vitamin-D-Spiegel von 40 bis 50 ng findet sich kein weiterer Anstieg der Häufigkeit von Lungenentzündungen.

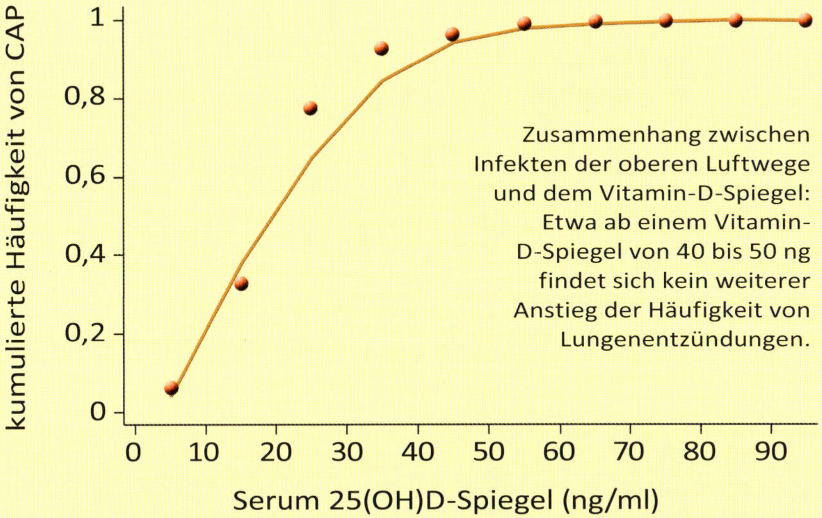

Die positiven Auswirkungen einer Vitamin-D-Supplementation auf akute Atemwegsinfekte zeigt eine 2017 erschienene Übersichtsarbeit. Sie umfasst 25 evidenzbasierte Studien mit über 10.000 Teilnehmern. Die statistische Auswertung ergab eine Risikoreduktion von 12 % für eine akute Erkrankung der Luftwege.

Eine Subgruppenanalyse ergab allerdings für Patienten mit einer täglichen oder wöchentlichen Vitamin-D-Gabe eine noch deutlichere Risikoreduktion von 19 %. Damit bestätigt diese Auswertung die Beobachtungen von Bruce Hollis bezüglich der höheren Effektivität täglicher Vitamin-D-Gaben, auf die wir bereits in Kapitel 1 hingewiesen haben. Ferner profitierten diejenigen Patienten von der Vitamin-D-Gabe am meisten, die einen sehr niedrigen Vitamin-D-Ausgangswert hatten. Auch dies ist eine Erkenntnis, die in zahlreichen anderen Studien ebenfalls gewonnen wurde. Bei einem Ausgangswert von < 10 ng/ml Vitamin D im Blut betrug die Risikoreduktion 25 % (im Vergleich zu 12 % im Gesamtkollektiv).

Zusammenfassend lässt sich somit feststellen, dass Vitamin D nicht nur eng mit der Regulation des Immunsystems in unserem Körper verbunden ist, sondern auch, dass gezielte Interventionen mit Vitamin D deutliche Auswirkungen sowohl auf die Infektionskrankheiten als auch auf Autoimmunerkrankungen haben. Eine elementare Voraussetzung ist allerdings, dass diese Dosis des Sonnenhormons möglichst täglich verabreicht wird und hoch genug ist, um den Vitamin-D-Spiegel in einen Bereich von 40 bis 60 ng/ml zu bringen. Die überwiegende Zahl der fehlgeschlagenen Studien, die gerne gegen die Wirkung von Vitamin D angeführt werden, ist auf solche Unzulänglichkeiten im Studiendesign zurückzuführen.

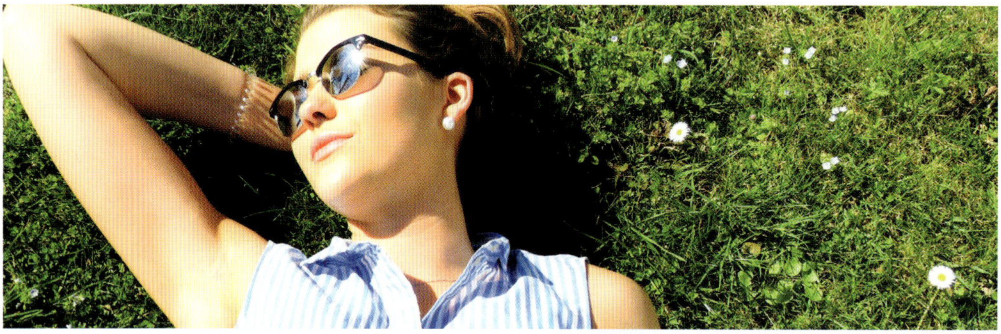

5

Bösartige Erkrankungen

Die neuesten Daten zu Krebserkrankungen in Deutschland stammen aus dem Jahr 2015.

In diesem Jahr waren Erkrankungen des Kreislaufsystems mit rund 38,55 % die häufigste Todesursache in Deutschland. An zweiter Stelle standen die bösartigen Neubildungen mit 25 %, gefolgt von Atemwegserkrankungen mit 7 % und psychischen und Verhaltensstörungen mit 5 %. Dabei wurden deutschlandweit 482.500 (2012: 477.950) neue Krebserkrankungen und 223.088 (2012: 220.923) durch Krebs verursachte Todesfälle registriert.

Ungeachtet aller Fortschritte ist es also nicht gelungen, bei den meisten Tumorerkrankungen wesentliche Fortschritte zu erzielen. Dies gilt auch für die Tumorvorsorge, denn die Häufigkeit der Tumorerkrankungen nimmt seit Jahren weiter zu (siehe Abbildung nächste Seite). Dies verwundert auch nicht, da die Früherkennung der Tumore ja keine Tumore verhindert.

Zahlreiche Studien haben sich bereits mit Hinweisen auf Risikofaktoren wie Rauchen, Bewegungsmangel, Hormonersatztherapie, einen Mangel an Ballaststoffen in der Nahrung oder Antioxidantien aus Obst und Gemüse sowie einem Zuviel an rotem Fleisch oder Milch-

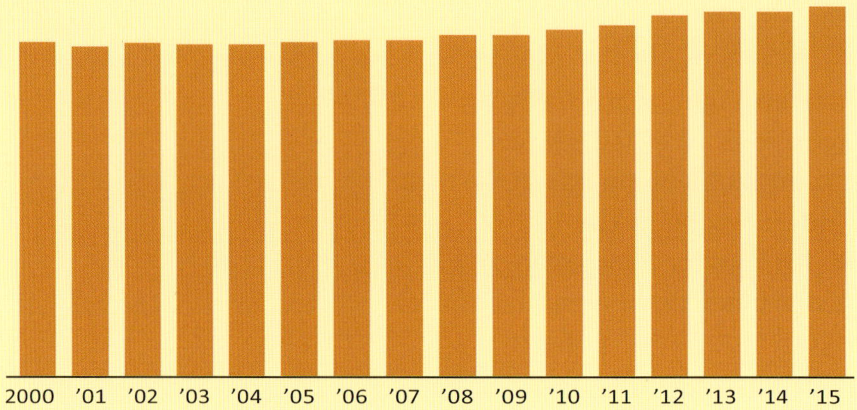

Seit vielen Jahren konstant zunehmende Häufigkeit der Tumorerkrankungen in Deutschland trotz qualifizierter Konzepte für eine nachhaltige Prävention (Quelle: Statistisches Bundesamt 2017)

produkten auseinandergesetzt. Selbst sehr umfangreichen Untersuchungen wie der europäischen „EPIC-Studie“ oder der amerikanischen „Nurses‘ Health Study“ mit vielen Tausenden von Teilnehmern ist es jedoch nicht gelungen, die Ursache für die verschiedenen Tumore eindeutig zu benennen – von wenigen Ausnahmen wie dem Tabakmissbrauch abgesehen. Entsprechend finden sich unzählige Empfehlungen zur Tumorvorsorge, die allerdings wie die Ursachenforschung häufig auf wackligen wissenschaftlichen Beinen stehen.

Nun hat sich jedoch innerhalb weniger Jahre für die Tumorheilkunde eine vielversprechende neue Perspektive ergeben: das Sonnenhormon Vitamin D. Nach anfänglichen Zweifeln gelten inzwischen die umfangreichen und unterschiedlichen Schutzfunktionen von Vitamin D gegen Entstehung und Ausbreitung von Tumoren als erwiesen. Das Sonnenhormon bewirkt eine Unterdrückung des Tumorwachstums, eine Abschwächung der Signale zur Metastasierung, eine gesteigerte Veranlassung des Zelltodes und eine Differenzierung der Zellen in Richtung Gutartigkeit sowie die Reduzierung der Gefäßneubildung durch die Tumoren.

Entscheidend ist dabei die Tatsache, dass Vitamin D von den ersten Störungen im Zellstoffwechsel bis zum Stadium der Metastasierung einen hemmenden Effekt auf das Tumorgeschehen hat. Welche weitreichenden Konsequenzen dies für die Onkologie bedeutet, soll beispielhaft an zwei Tumorarten erläutert werden, die zu den häufigsten bösartigen Tumoren zählen.

Bösartige Tumore der Brust (Mammakarzinom)

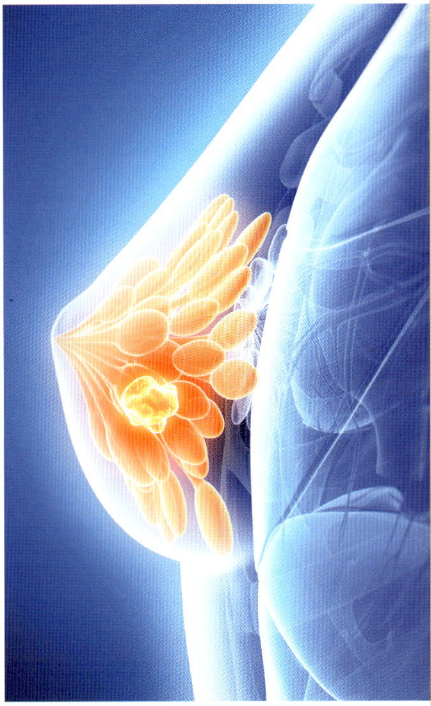

Das Mammakarzinom ist nicht nur der häufigste bösartige Tumor des weiblichen Geschlechtes, sondern ist auch häufig mit einer ungünstigen Prognose verbunden. Es stellt daher die zweithäufigste Todesursache bei Frauen dar. Umso eindrucksvoller sind die zahlreichen Publikationen über die Schutzfunktion von Vitamin D bei diesem Tumor. In der Tumorprävention wird eine Risikoreduktion bis zu einem Faktor drei und in der Metastasierung um mindestens die Hälfte erreicht. Die Ergebnisse fallen jeweils eindeutiger aus, wenn anstelle indirekter anamnestischer Erhebungen der exakte Vitamin-D-Spiegel im Blut gemessen wird. Diese Aussage soll anhand einiger Originalstudien belegt werden.

So berichtet Kim Robien im Rahmen der großen „Iowa Women Study", in der 34.000 Frauen in Amerika zwischen 1986 und 2004 betreut wurden, dass die tägliche Aufnahme von 800 IE Vitamin D mit der Nahrung im Vergleich zur Aufnahme von nur 400 IE Vitamin D beim Mammakarzinom zu einer Risikoreduktion um 34 % führte.

Auch in dem ähnlich großen Kollektiv der „Women Health Study" mit 10.000 Frauen vor und 20.000 Frauen nach den Wechseljahren fand man eine Absenkung des Risikos für diejenigen Frauen, die eine größere Menge Vitamin D als die Vergleichsgruppe mit der Nahrung aufgenommen hatten. Allerdings ließ sich in der zehnjährigen Verlaufskontrolle die 35 %ige Absenkung nur für die Frauen vor den Wechseljahren nachweisen.

Eine Arbeitsgruppe aus Kanada untersuchte per Telefonbefragung 972 Frauen mit einem Mammakarzinom und 1.135 Frauen als Kontrollkollektiv mit entsprechendem Alter. Der Vergleich der Sonnenexposition zwischen dem 10. und 19. Lebensjahr ergab für die Frauen mit der größeren Sonnenexposition eine Risikoreduktion von 35 %. Für eine spätere Sonnenexposition (20. bis 29. Lebensjahr) war der Nachweis jedoch nicht mehr eindeutig. Ab dem 45. Lebensjahr fand sich kein Unterschied mehr.

In einer weiteren Studie wurden in der Umgebung von San Francisco 1.788 Fälle mit einem neu nachgewiesenen Mammakarzinom und 2.129 Mitglieder einer Kontrollgruppe untersucht. Es handelte sich um eine gemischte Frauengruppe mit afrikanischer und spanischer Abstammung und einer dritten Gruppe mit europäischem Hintergrund. Bei dieser Untersuchung wurde die Hautfarbe an der Innenseite des Unterarms mit der Hautfarbe der Stirn verglichen. Aus der Differenz der Pigmentierung wurde die Sonnenexposition der jeweiligen Person berechnet. Die Auswertung ergab, dass bei angeboren stark pigmentierter Haut das Verfahren nicht eingesetzt werden kann. Die auswertbaren Fälle zeigten jedoch für die Frauen mit einer hohen Sonnenexposition eine Risikoreduktion um 47 %.

Alle diese zitierten Untersuchungen weisen allerdings das Problem auf, dass sie nur eine indirekte Aussage über das im Körper verfügbare Vitamin D machen konnten. Die nun folgenden Arbeiten betrifft dies nicht mehr, da hier der Vitamin-D-Gehalt direkt im Blut der Frauen bestimmt wurde.

Die Arbeitsgruppe von Cedric Garland, die sich bereits sehr lange mit dem Thema Vitamin D beschäftigt, fasste die Ergebnisse von zwei Studien mit insgesamt 1.760 Patientinnen mit einem neu nachgewiesenen Mammakarzinom zusammen. Dabei zeigte die Gruppe mit den höchsten Vitamin-D-Spiegeln (> 120 nmol/l) gegenüber den Frauen mit den niedrigsten Vitamin-D-Spiegeln (< 32 nmol/l) eine 50 %ige Risikoreduktion.

Risiko der Entwicklung eines bösartigen Brusttumors bei postmenopausalen Frauen in Abhängigkeit vom Vitamin-D-Gehalt im Blut

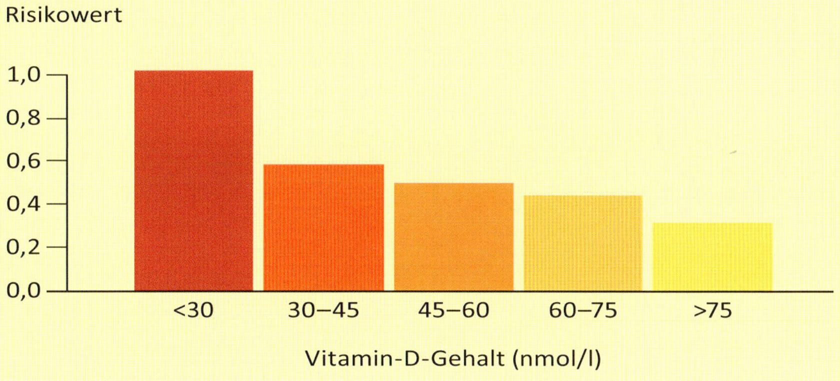

Sinkendes Risiko für die Ausbildung eines Mammakarzinoms mit steigendem Vitamin-D-Gehalt im Blut

Anfang 2008 veröffentlichte eine Arbeitsgruppe am Deutschen Krebsforschungszentrum (DKFZ) die Ergebnisse einer Untersuchung von 1.365 nach den Wechseljahren an Brustkrebs erkrankten Frauen. Auch bei dieser Untersuchung konnten u.a. die Vitamin-D-Spiegel im Blut der betroffenen Frauen gemessen werden. Die Ergebnisse wurden in fünf Gruppen mit aufsteigendem Vitamin-D-Gehalt eingeteilt (siehe Abbildung Seite 57). Erneut zeigte sich, dass die Schutzfunktion mit zunehmendem Vitamin-D-Spiegel immer besser wird. Die Risikoreduktion in diesem Kollektiv betrug sogar bis zu 69 %. Anders ausgedrückt, könnten sieben von zehn Frauen von einem Mammakarzinom verschont werden, wenn ihr Körper über genügend Vitamin D verfügt.

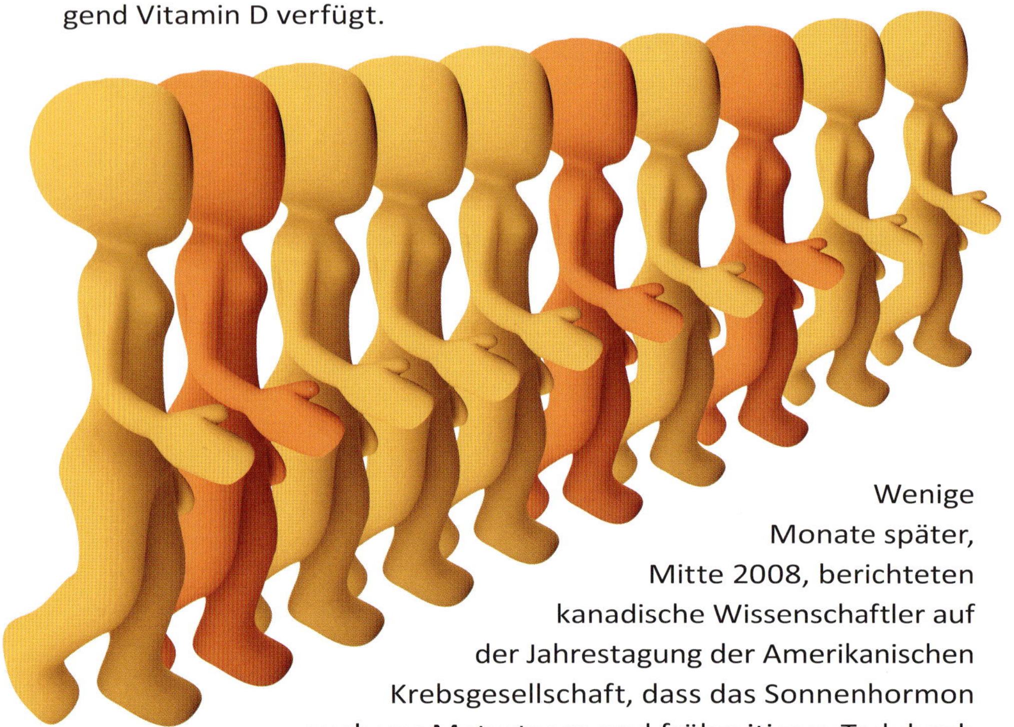

Wenige Monate später, Mitte 2008, berichteten kanadische Wissenschaftler auf der Jahrestagung der Amerikanischen Krebsgesellschaft, dass das Sonnenhormon auch vor Metastasen und frühzeitigem Tod durch den Krebs schützt. So wurden 512 Frauen über einen Zeitraum von zehn Jahren nach ihrer Operation wegen eines bösartigen Brusttumors nachuntersucht. Nur 24 % wiesen am Anfang einen ausreichenden Vitamin-D-Spiegel im Serum auf. Im Verlauf führte ein niedriger Vitamin-D-Spiegel zu einer Steigerung des Risikos für eine Metastasierung um 94 % und für einen vorzeitigen Tod um 73 %!

Was gibt es Neues zum Mammakarzinom?

Im Jahr 2011 erschien eine französische Studie, die den Zusammenhang zwischen oraler Vitamin-D-Aufnahme, Breitengrad des Wohnortes und täglicher UV-Dosis in Bezug auf das Risiko untersuchte, einen bösartigen Brusttumor zu entwickeln. Dazu wurden die Daten von 67.000 französischen Frauen im Verlauf von zehn Jahren herangezogen. In diesem Zeitraum kam es in 2.871 Fällen zur Entwicklung eines bösartigen Brusttumors. Die Auswertung ergab keinen signifikanten Einfluss einzelner Faktoren auf das Tumorgeschehen. Das Zusammenwirken der Faktoren „südlicher Wohnort“ und „hohe orale Vitamin-D-Aufnahme“ ergab jedoch eine Risikoreduktion um 43 %. Die Schlussfolgerung der Autoren lautet, dass es wohl eine Art Schwellendosis gibt, die überschritten werden muss, um den positiven Effekt des Sonnenhormons zu bewirken.

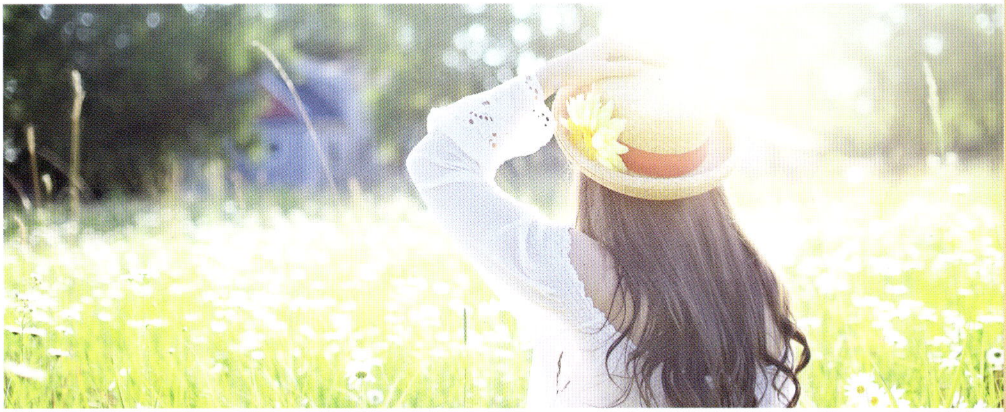

Der bereits erwähnte erste Bericht aus dem Jahr 2008 über die große Bedeutung von Vitamin D in der Nachsorge des Mammakarzinoms wurde 2014 durch eine Metaanalyse mehrerer Studien bestätigt. Die Berechnung ergab im Mittel eine 60 %ige Absenkung der Mortalität, wenn die Gruppe mit dem höchsten Vitamin-D-Spiegel (Mittelwert etwa 30 ng/ml) mit der Gruppe der niedrigsten Vitamin-D-Spiegel (Mittelwert etwa 17 ng/ml) verglichen wurde. Lediglich eine relativ kleine der fünf verglichenen Studien zeigte keine Risikoreduktion. Selbst die bösartigste Variante der Mammakarzinome (sogenannte triple-negative Tumoren) ist offensichtlich einer Beeinflussung durch Vitamin D zugänglich. Dies ergab jedenfalls eine experimentelle Untersuchung mit Zellen dieser Krebsvariante, die 2014 publiziert wurde.

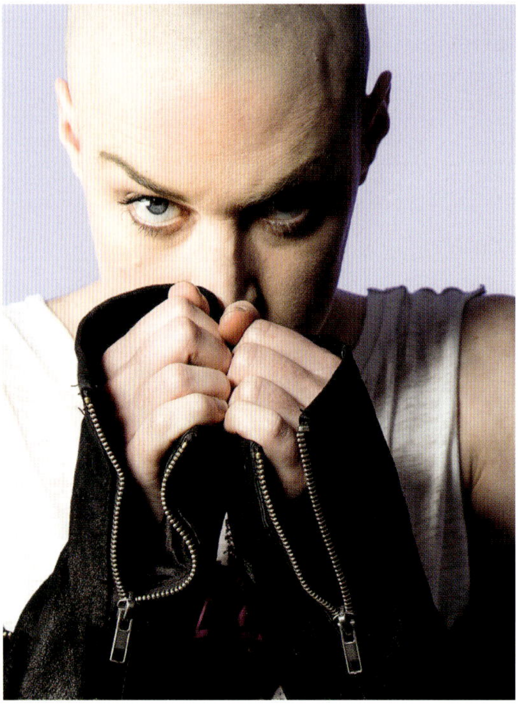

Neben den vielfältigen Wirkungen in den unterschiedlichsten Geweben des Körpers hat das Sonnenhormon offensichtlich bei den Krebspatienten noch eine zusätzliche Bedeutung: Es schützt vor Nebenwirkungen onkologischer Therapeutika. Dieser Effekt ist jedoch ebenso wie bei der direkten Tumorwirkung von Vitamin D nur gegeben, wenn ein ausreichender Spiegel vorhanden ist. Die nachfolgenden Ausführungen zeigen, wie umfangreich die Palette der beobachteten positiven Wirkungen des Sonnenhormons im Rahmen onkologischer Therapien ist.

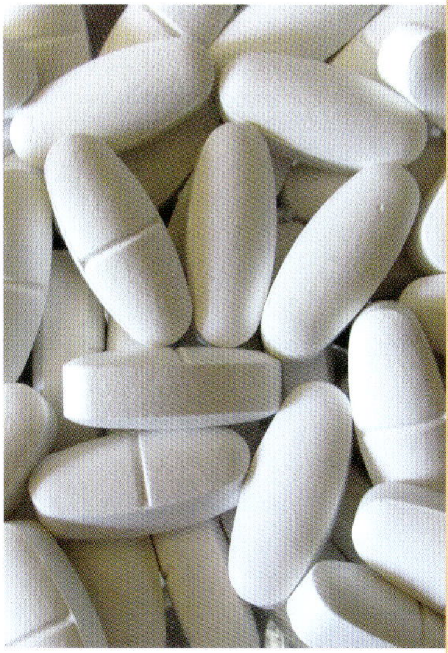

So konnte bei Brustkrebspatientinnen unter einer Anthrazyklin- und Taxan-haltigen Polychemotherapie ein deutlicher Abfall des 25-OH-D-Spiegels beobachtet werden. Einige Zytostatika (z.B. Cyclophosphamid, Paclitaxel) können den enzymatischen Abbau von 25-OH-D und 1,25-(OH)2-D im Verlauf der Chemotherapie steigern. Docetaxel ist ein bekannter Auslöser von Nebenwirkungen an der Haut und von Geschmacksstörungen. Ein Vitamin-D-Mangel kann hier das Auftreten solcher Veränderungen begünstigen. Laut Fallberichten konnten Nebenwirkungen wie Schleimhautveränderungen im Mund und Geschmacksstörungen, die bei Krebspatienten unter einer Polychemotherapie (Docetaxel, Carboplatin und Trastuzumab) oder FOLFOX6 auftraten, erfolgreich durch die Supplementierung von Vitamin D_3 behandelt werden. Auch Gelenkbeschwerden und die bekannte Tumor-Fatigue unter der Therapie mit Aromatasehemmern wie Letrozol konnten durch die labordiagnostisch validierte Supplementierung von Vitamin D (z.B. 50.000 IE Vitamin D/Woche für zwölf Wochen, p.o.) bei Brustkrebspatientinnen mit Vitamin-D-Mangel deutlich gelindert werden.

Offensichtlich hat Vitamin D auch eine unterstützende Wirkung bei der Chemotherapie von bösartigen Brusttumoren, wie eine Publikation aus dem Dezember 2017 zeigt: Die Patientinnen erhielten nach der üblichen operativen Entfernung des Tumors eine zusätzliche Chemotherapie, um eine komplette Remission zu erreichen. Patientinnen mit einem Vitamin-D-Mangel (< 20 ng/ml) hatten im Vergleich zu Patientinnen mit einem regelrechten Vitamin-D-Spiegel ein rund 2,5-fach höheres Risiko, dieses Therapieziel nicht zu erreichen.

Kolorektale Karzinome

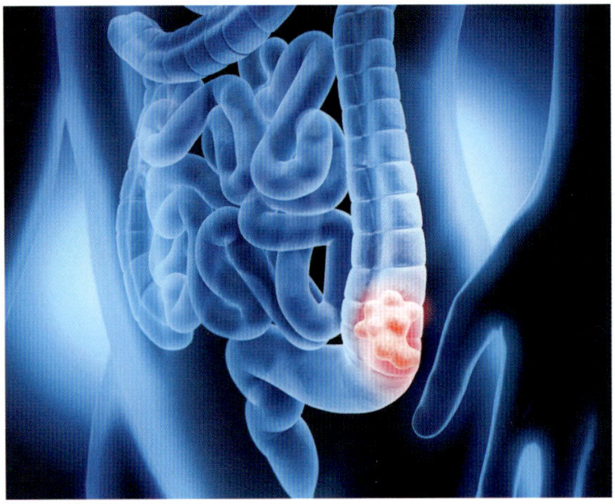

Bösartige Tumore des Darms sind die zweithäufigste Tumorart bei Frauen und Männern. Ähnlich wie beim Mammakarzinom ist die Prognose nicht günstig, wenn nicht frühzeitig operiert wird. Die Studienlage zeigt, dass auch die kolorektalen Tumore durch Vitamin D in einem ähnlich hohen Maß wie das Mammakarzinom positiv beeinflusst werden: Risikoreduktion bis zu 72 %, einen Tumor zu entwickeln, und etwa 50 % Reduktion der Gesamtsterblichkeit nach der Operation!

Die Arbeitsgruppe von Cedric Garland hat bereits vor 30 Jahren eine erste Arbeit über die bösartigen Darmtumore veröffentlicht. Darin verwiesen die Wissenschaftler zunächst einmal auf den Zusammenhang zwischen dem Breitengrad, also der Sonnenexposition der Menschen, und dem Auftreten von bösartigen Darmtumoren. Der Anlass für ihre Überlegungen war der damalige Krebsatlas der USA, der im Nordwesten im Vergleich zum Südosten des Landes eine deutlich erhöhte Sterblichkeit an Darmkrebs zeigte.

Im März 2007 veröffentlichte die gleiche Arbeitsgruppe eine Metaanalyse von fünf Studien über die Wirkung von Vitamin D auf die Entstehung von kolorektalen Tumoren. Wie schon in der Arbeit von Sascha Abbas zu den bösartigen Brusttumoren beschrieben, erfolgte die Einteilung der Vitamin-D-Spiegel im Blut in aufsteigenden Gruppen mit den Werten 15, 30, 55, 86, 92 nmol/l. Als Risikoeinstufung für diese Gruppen resultierten die folgenden Faktoren: 1,00, 0,80, 0,66, 0,59 und 0,46. Der Vergleich der Gruppe mit dem höchsten Vitamin-D-Gehalt im Blut zu der Gruppe mit dem niedrigsten Vitamin-D-Spiegel ergab somit eine 54 %ige Reduktion des Risikos, an einem Darmtumor zu erkranken (siehe Abbildung).

Risiko der Entwicklung eines Kolonkarzinoms in Abhängigkeit vom Vitamin-D-Gehalt im Blut

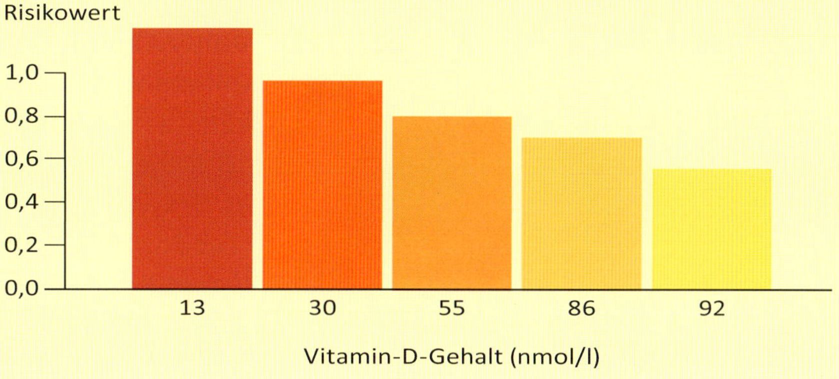

Abhängigkeit des Darmkrebsrisikos vom Vitamin-D-Spiegel im Blut

Im Juli 2007 berichtete die Arbeitsgruppe von Kana Wu über die Auswertung von Daten aus der amerikanischen „Health Professional Study“ in den Jahren 1993 bis 2002. Sie verglichen 179 Patienten mit kolorektalen Tumoren mit einem angepassten Kontrollkollektiv von 356 Personen. Zusätzlich wurden diese Daten mit den Ergebnissen einer zweiten großen amerikanischen Untersuchungsreihe (Nurses‘ Health Study) zusammengefasst. Die Einteilung der Serumspiegel von Vitamin D erfolgte wieder in aufsteigenden Gruppen. Die Gruppe mit dem höchsten Vitamin-D-Gehalt zeigte eine Risikoreduktion für die kolorektalen Tumore insgesamt von 34 %, für die Untergruppe der Dickdarmtumore waren es 46 %.

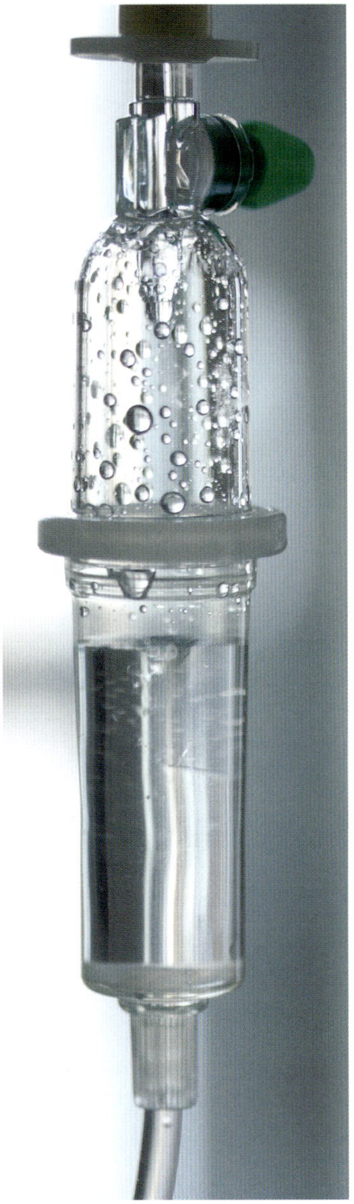

Im November 2007 stellten D. Michael Freedman und Mitarbeiter die Ergebnisse aus der NHANES-III-Studie in den USA vor. Diese Studie untersuchte seit vielen Jahren ein großes Patientenkollektiv mit verschiedensten gesundheitlichen Fragestellungen. Die veröffentlichten Daten bezogen sich auf 16.800 erwachsene Patienten in der Zeit von 1988 bis 2000. Auch bei diesem Projekt war es möglich, Vitamin D im Blut zu untersuchen. Allerdings erfolgte die Sammlung der Proben in den nördlichen Bundesstaaten der USA im Sommer und in den südlichen Staaten im Winter. Der Vergleich der Gruppe mit einem Vitamin-D-Spiegel > 80 nmol/l zu der Gruppe < 50 nmol/l ergab eine Reduktion des Risikos, einen bösartigen Darmtumor zu entwickeln, von 72 %!

Mitte 2008 folgte eine weitere Publikation aus den USA auf der Basis der „Nurses' Health Study" und der „Health Professional Follow up Study". Hier wurden 304 Patienten mit einem bösartigen Darmtumor im Mittel 15 Jahre lang nach der Operation beobachtet. Die Einteilung in zwei Gruppen erfolgte nach der Höhe des Vitamin-D-Spiegels zum Zeitpunkt der Operation. In der Gruppe mit den höheren Vitamin-D-Spiegeln reduzierte sich die Gesamtsterblichkeit um 48 %, die tumorbedingte Sterblichkeit um 39 %. Es finden sich somit deutliche Parallelen zu den Untersuchungsergebnissen bei bösartigen Brusttumoren.

Eine Vielzahl weiterer bösartiger Tumore zeigt ebenfalls einen positiven, jedoch zum Teil noch weniger umfangreich dokumentierten Einfluss von Vitamin D. Die Tumore folgender Organe wurden untersucht: Blase, Lunge, Magen, Niere, Bauchspeicheldrüse und Speiseröhre. Auch bei mehreren Blutkrebsarten (Leukämie, Multiples Myelom und Hodgkin-Lymphom) wird ein positiver Einfluss von Vitamin D vermutet.

In den Augen der Kritiker des neuen „Vitamin-D-Hype“ haben jedoch alle diese Studien den Makel, dass sie einen niedrigeren Evidenzgrad haben, da sie nicht doppelblind, placebokontrolliert, randomisiert und prospektiv durchgeführt wurden. Doch auch dieses Argument lässt sich wiederum mit einer entsprechenden Studie entkräften. Zwar war der primäre Endpunkt der betreffenden Untersuchung nicht die Karzinomentstehung, sondern die Entwicklung einer Osteoporose, als weiterer Endpunkt wurde jedoch die Häufigkeit der Entstehung bösartiger Tumore in den untersuchten Gruppen miteinander verglichen.

Die Auswertung der Daten ergab, dass das allgemeine Tumorrisiko in der mit 1.100 IE Vitamin D über vier Jahre behandelten Gruppe signifikant niedriger lag als in der Kontrollgruppe. Das relative Risiko, unter dieser Vitamin-D-Zufuhr einen bösartigen Tumor zu entwickeln, betrug nur noch 40 %. Bereits diese Aussage ist sehr beachtlich! Wurden jedoch diejenigen Karzinome ausgeschlossen, die bereits im ersten Jahre auftraten und damit wahrscheinlich bereits zu Beginn der Behandlung vorhanden waren, ergab sich eine echte Sensation: Das relative Risiko sank um 77 %! Die Kombination mit Kalzium zeigte dabei keine bessere Wirkung als Vitamin D alleine.

Was gibt es Neues in Bezug auf die bösartigen Darmtumore?

Im Jahr 2017 veröffentlichte die schon mehrfach zitierte Arbeitsgruppe um Cedric Garland eine weitere Metaanalyse, die dem Zusammenhang zwischen Vitamin D und bösartigen Darmtumoren gewidmet war und insgesamt 15 Studien aus 14 verschiedenen Ländern auswertete. Es ergab sich eine Risikoreduktion für die Gruppe mit den höchsten Vitamin-D-Spiegeln im Vergleich zu der Gruppe mit den niedrigsten Spiegeln um 33 %. Ein Vitamin-D-Spiegel im Blut von 50 ng/ml war sogar mit einer Risikoreduktion von 60 % verbunden.

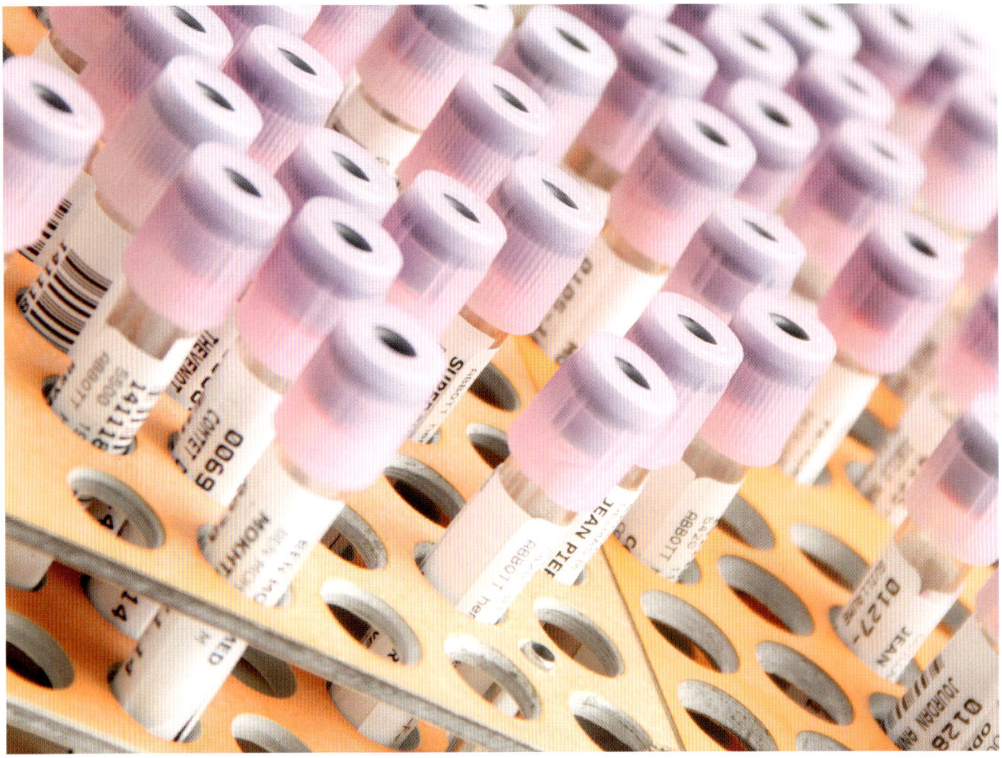

Aktuelle Studien zur Wirkung von Vitamin D in der Onkologie insgesamt befassen sich mit neuen Erkenntnissen zum Einfluss des Vitamin-D-Bindungsproteins und Genpolymorphismen des Vitamin-D-Rezeptors. Bei Letzteren handelt es sich um geringfügige Veränderungen in der Struktur des Rezeptors, die zu Funktionsstörungen im Vitamin-D-Stoffwechsel führen können.

In diesem Zusammenhang sind die bereits erwähnten Untersuchungen zur individuellen Vitamin-D-Sensitivität interessant, die von Carsten Carlberg und Afrozul Haq im Jahr 2016 veröffentlicht wurden. Sie bieten eine Erklärung für das unterschiedliche Ausmaß des Vitamin-D-Effektes bei einzelnen Personen. Wenn sich diese neuen Untersuchungsergebnisse bestätigen, könnte dies dazu führen, dass zukünftig auch in der Onkologie in einzelnen Fällen mit wesentlich höheren Vitamin-D-Dosierungen als bisher gearbeitet werden muss, um den angestrebten Effekt zu erzielen. Dass dies ohne toxische Nebenwirkungen möglich ist, zeigen die Erfahrungen der Arbeitsgruppe von Cicero Coimbra in São Paulo (Brasilien), der hohe Dosen bei der Therapie von Autoimmunerkrankungen einsetzt, was wir in einem eigenen Kapitel noch detailliert behandeln werden. Für den Einsatz von Vitamin D in der Onkologie steht diese Validierung noch aus.

Dennoch lässt sich aufgrund der vorliegenden Fakten feststellen, dass sich in allen Versuchslaboren der großen Pharmafirmen dieser Welt wohl auch zukünftig kaum ein Präparat finden wird, das auch nur annähernd die Eigenschaften von Vitamin D in Bezug auf die Tumorentstehung und -ausbreitung aufweist. Noch dazu nebenwirkungsfrei und praktisch kostenlos verfügbar! Von den zusätzlichen positiven Eigenschaften des Sonnenhormons bei weiteren chronischen Erkrankungen ganz zu schweigen! Die Natur kann's einfach besser! Mehr dazu werden wir in Kapitel 12 berichten.

6

Die Bedeutung von Vitamin D bei Zuckererkrankungen

Die Zuckererkrankungen (vor allem der sogenannte Alterszucker, Diabetes Typ 2) sind in den vergangenen Jahrzehnten, insbesondere in den Industrieländern, zu einer Massenerkrankung geworden. Allerdings folgen Schwellenländer wie Indien und China bereits in geringem Abstand. Besonders Besorgnis erregend ist dabei der Anstieg des Anteils zuckerkranker übergewichtiger Kinder. Der unmerkliche Beginn, die in der Regel nur langsame Verschlechterung des Gesundheitszustandes und die (relative) Behandlungsmöglichkeit machen die Erkrankung, ungeach-

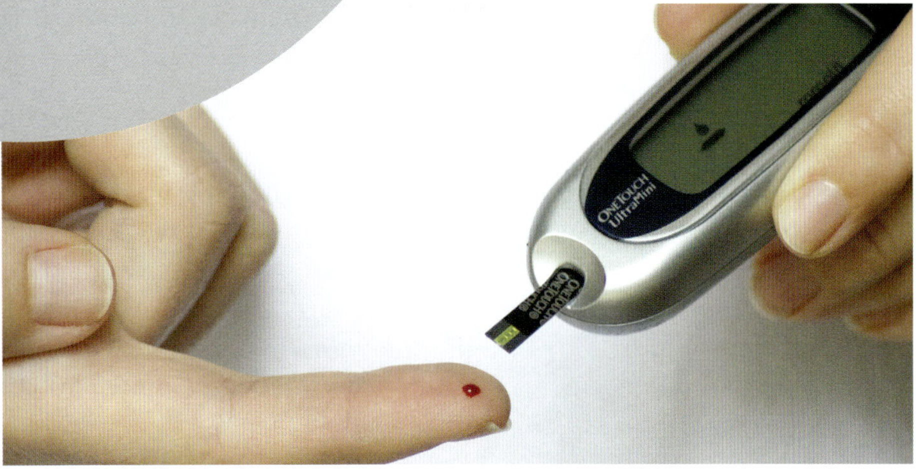

tet ihrer Häufigkeit und ihrer fatalen Folgen, im Bewusstsein der Bevölkerung zu einer eher lästigen Angelegenheit.

Weltweit haben fast 400 Millionen Menschen Diabetes. Diese schwindelerregende Zahl hat die International Diabetes Federation in ihrem Diabetes-Atlas bekanntgegeben (www.idf.org/diabetesatlas). In Deutschland sind, ähnlich wie in den übrigen Ländern Europas, durchschnittlich knapp 9 % der Menschen daran erkrankt.

Allerdings geht man von einer Dunkelziffer von 40 bis 50 % unerkannter Diabetiker aus. Demnach dürfte die tatsächliche Zahl in Deutschland deutlich höher liegen, was bedeutet, dass mehr als jeder zehnte Bundesbürger betroffen ist.

Begleit- und Folgeerkrankungen des Diabetes Typ 2	
75 %	Bluthochdruck
11,9 %	Diabetische Retinopathie
10,6 %	Neuropathie
9,1 %	Herzinfarkt
7,4 %	Periphere arterielle Verschlusskrankheit (pAVK)
4,7 %	Apoplex
3,3 %	Nephropathie (Niereninsuffizienz)
1,7 %	Diabetisches Fußsyndrom
0,8 %	Amputation
0,3 %	Erblindung

Überblick zur Häufigkeit des Auftretens von Begleit- und Folgeerkrankungen des Diabetes Typ 2. Die Prozentangabe entspricht jeweils dem Anteil der Diabetiker, die diese Erkrankung aufweisen. (Gesundheitsbericht Diabetes 2008)

Bedingt durch die Häufigkeit sowie die zahlreichen Folge- und Begleiterkrankungen (siehe Tabelle) führt der Diabetes im Verlauf nicht nur zu erheblichem Leid, sondern auch zu hohen Kosten. Im Jahre 2009 betrugen die Ausgaben für diese Zivilisationserkrankung in

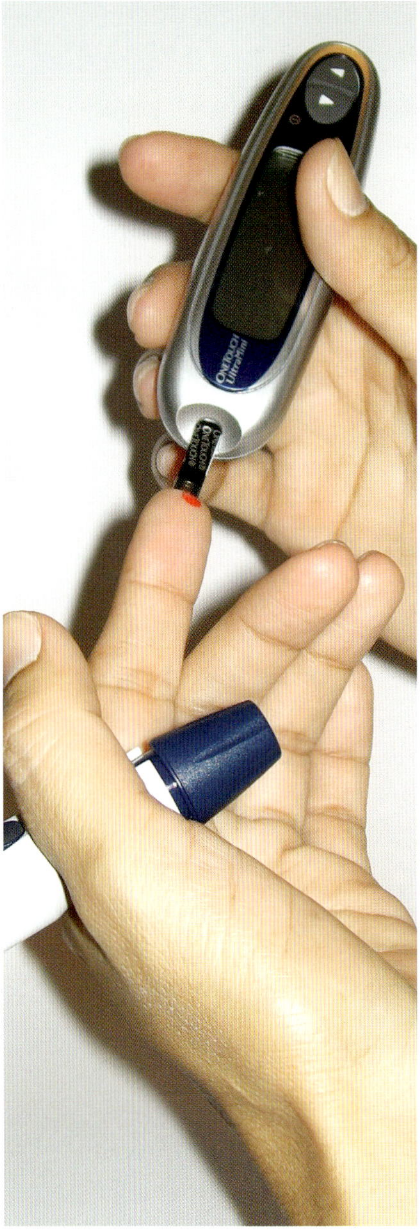

Deutschland bereits rund 48 Milliarden Euro. Dies ist eine Steigerung gegenüber dem Jahr 2000 um fast 50 %.

Dabei besteht in Fachkreisen Einvernehmen darüber, dass auch bei der Zuckererkrankung genetische Faktoren nur eine untergeordnete Rolle spielen. Die große europäische EPIC-Studie mit mehr als 20.000 deutschen Teilnehmern zeigt ganz klar, dass mit einem gesunden Lebensstil 80 bis 90 % der Zuckererkrankungen, und damit natürlich auch der Folgekosten, vermieden werden könnten.

Im Rahmen dieses Buches können die zahlreichen Risikofaktoren und die komplizierten Zusammenhänge zwischen dem Blutzuckerspiegel und den Störungen des Zellstoffwechsels nicht umfassend erörtert werden. Lediglich die für das Verständnis der Zusammenhänge nötigen Details werden dargestellt. Entscheidend ist jedoch, dass auch bei den Zuckererkrankungen offensichtlich unser Sonnenhormon von nicht unerheblicher Bedeutung ist.

Schauen wir uns daher zunächst einmal die Zuckererkrankungen bei den Kindern und Jugendlichen an. Gemeint sind damit traditionell die selteneren Erkrankungen vom Typ 1 des Diabetes mellitus. Bedingt durch das inzwischen vermehrte Auftreten des Altersdiabetes (Typ-2-Diabetes) bereits im Kindesalter ist eine Verwechslungsgefahr gegeben, wenn man nur auf das Alter der Erkrankten schaut.

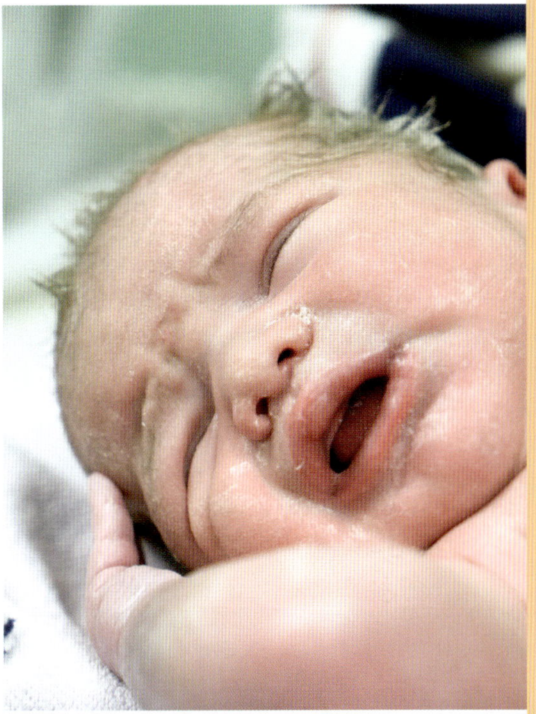

Der Grund für die Unterscheidung der beiden Diabetesformen liegt in der Entstehung der Erkrankung. Die Ursache für den Typ 1 ist noch relativ unklar. Neben Infektionen während der Schwangerschaft, einem höheren Alter der Mutter, Kaiserschnitt zur Entbindung, überhöhtem Geburtsgewicht und schneller Gewichtszunahme nach der Geburt wird auch ein Autoimmungeschehen angenommen, dessen Auslöser unter anderem ein Mangel an Vitamin D sein könnte.

Als Folge der genannten Einflüsse kommt es zur Zerstörung der Zellen in der kindlichen Bauchspeicheldrüse, die das Insulin herstellen, das für den Zuckerstoffwechsel benötigt wird. Entsprechend sind die betroffenen Kinder auf künstlich hergestelltes Insulin als Ersatz angewiesen.

Die Häufigkeit des Typ-1-Diabetes unterscheidet sich weltweit sehr deutlich. Während sich in China und Venezuela die niedrigsten Frequenzen finden (0,1 Fall pro 100.000 Einwohner pro Jahr), liegen diese in Finnland und auf Sardinien deutlich höher (37 Fälle pro 100.000 Einwohner pro Jahr).

Deutschland liegt mit 12,2 Fällen pro 100.000 Einwohner pro Jahr ebenfalls im obersten Bereich. Beide Geschlechter werden zu gleichen Teilen befallen. Damit ist der Diabetes Typ 1 die häufigste Stoffwechselerkrankung im Kindesalter. Die bereits beschriebene Zunahme der Häufigkeit in den vergangenen Jahrzehnten betrifft vor allen Dingen die jüngeren Kinder.

Doch nun zum sogenannten Altersdiabetes (Diabetes Typ 2), der gar kein Altersdiabetes mehr ist, da er inzwischen ebenfalls im Kindesalter auftritt. Im Unterschied zum Typ-1-Diabetiker können die Patienten mit einem Typ-2-Diabetes zunächst ausreichend Insulin in ihrer Bauchspeicheldrüse herstellen. Es wirkt jedoch infolge einer Insulinresistenz (Unempfindlichkeit der Zellen im Körper gegenüber Insulin) nicht mehr ausreichend bei der Verarbeitung des Zuckers.

Dies wiederum führt zu einer Erhöhung des (nicht verwerteten) Blutzuckers, was eine zusätzliche Insulinausschüttung zur Folge hat. Das Übermaß beider Substanzen im Blut hat jedoch erhebliche negative Folgen für den Körper. Im weiteren Verlauf der Krankheit kommt es dann zur Erschöpfung der Bauchspeicheldrüse, sodass künstlich hergestelltes Insulin verabreicht werden muss.

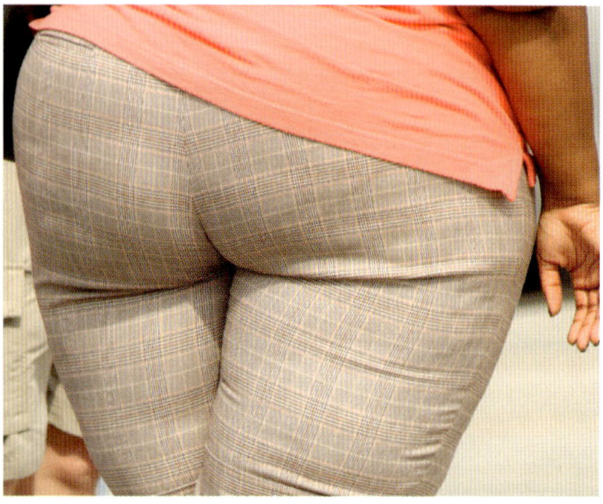

Hielt man früher die Entstehung des Diabetes Typ 2 für ein isoliertes Geschehen in der Bauchspeicheldrüse, so ist inzwischen klargeworden, dass es sich – wie bei nahezu allen Zivilisationserkrankungen – um ein multikausales Geschehen handelt, an dem zahlreiche Lebensstilfaktoren beteiligt sind. Dazu gehört auch das Übergewicht, das ebenfalls durch unseren veränderten Lebensstil entsteht (reduzierte körperliche Aktivität und zu hohe Kalorienzufuhr, fehlende Mikronährstoffe, falsche Fette etc.). Entsprechend dem konstanten Anstieg der übergewichtigen Bevölkerungsanteile (Deutschland wurde 2007 Europameister in der Fettsucht!) stieg die Zahl der Diabetiker vom Typ 2 innerhalb von nur zehn Jahren um mehr als 50 %!

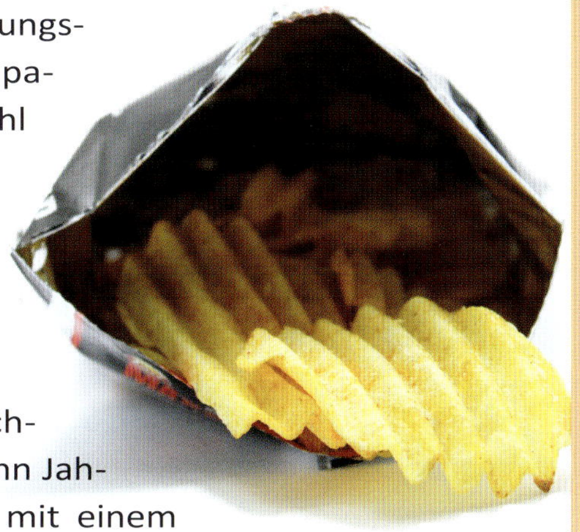

Auch unsere Kinder werden immer schneller immer dicker: Die Zahl der übergewichtigen und fettsüchtigen Kinder hat sich innerhalb von zehn Jahren verdoppelt. Die Zahl der Kinder mit einem „Altersdiabetes" (Typ 2) hat sich im gleichen Zeitraum verfünffacht! Natürlich ereignen sich dann auch die Komplikationen des Diabetes entsprechend früher. Als Ergebnis erleben wir derzeit u.a. zwanzigjährige Diabetiker, die bereits einen Herzinfarkt erleiden!

Die eingangs erwähnte Zahl von acht Millionen Diabetikern in Deutschland ist abstrakt und löst daher wenige Emotionen aus. Dies wird schlagartig anders, wenn wir uns vor Augen führen, dass in unserem Land alle zwölf Minuten einem Diabetiker ein Bein amputiert wird. Seine Durchblutungsstörungen sind medikamentös nicht mehr behandelbar! Damit wird schlagartig aus einer lästigen Erkrankung eine unangenehme Behinderung.

Jeder Zweite von diesen mehr als 40.000 beinamputierten Patienten pro Jahr stirbt oder verliert auch das andere Bein innerhalb der nächsten vier Jahre! Dabei ist dies nur eine der zahlreichen Komplikationen, die den Diabetiker in seinem Leben erwarten (siehe Tabelle

Seite 69). Noch schwerer wiegen diese Zahlen vor dem Hintergrund, dass rund 90 % aller Diabetes-Typ-2-Erkrankungen entsprechend ihrer Ursache durch eine Änderung des Lebensstils vermeidbar sind.

Vitamin D und Diabetes Typ 1

Da auch im Gewebe der Bauchspeicheldrüse Vitamin-D-Rezeptoren nachgewiesen wurden, ist zu erwarten, dass der Diabetes in seiner Entstehung und in seinem Verlauf von der Höhe des Vitamin-D-Spiegels im Blut beeinflusst wird. Wir beginnen wieder mit dem kindlichen Diabetes Typ 1.

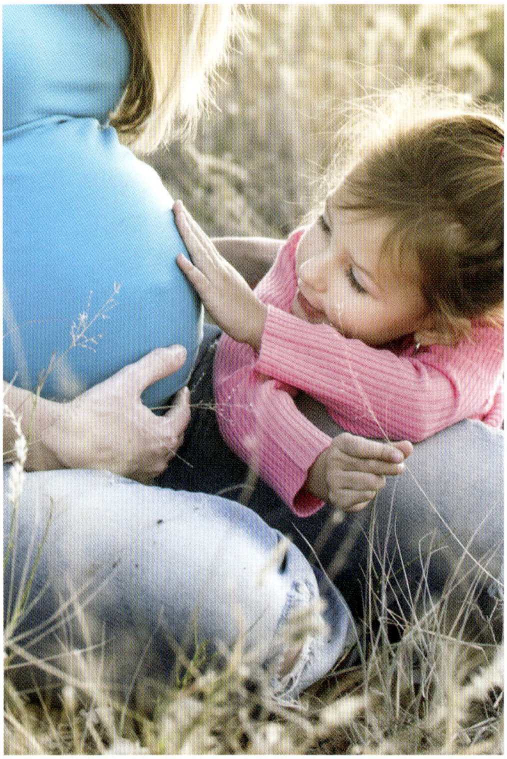

Im Tierversuch lässt sich der Einfluss von Vitamin D auf die Entstehung des Diabetes Typ 1 deutlich zeigen, indem man während der Schwangerschaft und in der Zeit danach Mäuse in eine Umgebung ohne Vitamin D im Futter und ohne UVB-Einstrahlung bringt. Acht Monate nach der Geburt und unter Vitamin-D-Mangel zeigen etwa doppelt so viele Nachkommen einen Typ-1-Diabetes als im Kontrollkollektiv.

Ähnliche Verhältnisse finden sich auch in epidemiologischen Studien am Menschen. Bereits 2001 wurde über eine finnische Untersuchung berichtet, in der 12.000 Frauen in Lappland befragt wurden, die 1966 schwanger gewesen waren. Sie wurden nach der Häufigkeit und der Dosierung von Vitamin-D-Gaben bei ihren Kindern befragt und ob der Verdacht auf eine Rachitis (kindliche Knochenerweichung) bestanden habe.

Bei der Nachuntersuchung 30 Jahre später hatten diejenigen Kinder, die etwa 2.000 IE Vitamin D täglich bekamen, ein deutlich reduziertes Risiko für einen Diabetes Typ 1 gegenüber den Kindern, die kein Vitamin D bekommen hatten. Bestand bei den Kleinkindern der Verdacht auf eine Rachitis als Ausdruck eines besonders ausgeprägten Vitamin-D-Mangels, erhöhte sich das Risiko für den Diabetes Typ 1 gar um den Faktor drei!

Finnische Kinder haben zudem gegenüber deutschen Kindern ein doppelt so hohes Risiko, einen Diabetes Typ 1 zu entwickeln. Vergleichbar mit neurologischen Erkrankungen und Tumorerkrankungen könnte auch in Bezug auf die Entwicklung von Diabetes die geographische Lage eine wesentliche Rolle spielen. Das weit im Norden gelegene Finnland hat eine wesentlich geringere Sonneneinstrahlung als Deutschland.

Anfang 2008 erschien eine Metaanalyse zum Thema Typ-1-Diabetes. Fünf Studien wurden dazu ausgewertet. Dabei fand sich im Mittel eine Minderung des Risikos für die Kinder durch die Gabe von Vitamin D um etwa 30 % gegenüber den Kindern, die kein Vitamin D bekamen. Es ergaben sich auch Hinweise auf eine Dosisabhängigkeit, die allerdings nicht statistisch abgesichert werden konnte.

Vitamin D und Diabetes Typ 2

Eine im Jahr 2008 erschienene Übersichtsarbeit beschrieb folgende Wirkungen von Vitamin D im Rahmen der Diabetes-Typ-2-Erkrankung: In Laborversuchen und beim Menschen konnte gezeigt werden, dass Vitamin D die Bildung, Ausschüttung und Verwertung von Insulin beeinflusst.

Anders ausgedrückt: Ein Vitamin-D-Mangel führt zu einer Unempfindlichkeit der Körperzellen gegenüber Insulin, einer Reduzierung der Insulinproduktion und zu Diabetes vom Typ 2. Eine Erhöhung des Vitamin-D-Spiegels bewirkt eine Verbesserung der Blutzuckerwerte, eine gesteigerte Insulinausschüttung und damit eine Reduzierung des Diabetesrisikos.

Dazu sollen wieder einige Studien beispielhaft aufgeführt werden. Eine Untersuchung von 127 Jugendlichen, die im Mittel 13 Jahre alt waren, jedoch bereits einen BMI von 36 aufwiesen, ergab bei 74 % einen erniedrigten Vitamin-D-Spiegel, 32 % zeigten einen deutlichen Mangel. Dieser war – wie bei den Erwachsenen – mit einem erhöhten Risiko für die Insulinunempfindlichkeit verbunden.

Es ist bemerkenswert, dass alle zitierten Studien, bis auf eine, aus dem Jahr 2007 stammen. Diese „ältere" japanische Untersuchung wurde 2006 veröffentlicht. Sie berichtet über 581 Diabetiker, die zu 70 % einen erniedrigten Vitamin-D-Spiegel aufwiesen. Je geringer der Vitamin-D-Spiegel war, desto höhere Zuckerwerte wiesen die Patienten auf.

Patienten, die ihre Zuckerkrankheit noch ausschließlich mit einer Diät im Griff hatten, wiesen deutlich höhere Vitamin-D-Spiegel auf als Patienten, die bereits ein Medikament einnehmen mussten. Noch deutlicher war die Differenz zu den Patienten, die Insulin spritzen mussten.

Im Rahmen einer groß angelegten amerikanischen Studie wurden etwa 15.000 Menschen regelmäßig untersucht (NHANES III). Die Ergebnisse zeigten ein um das Doppelte gesteigertes Risiko, eine Diabetes-Typ-2-Erkrankung zu entwickeln, wenn der Vitamin-D-Spiegel

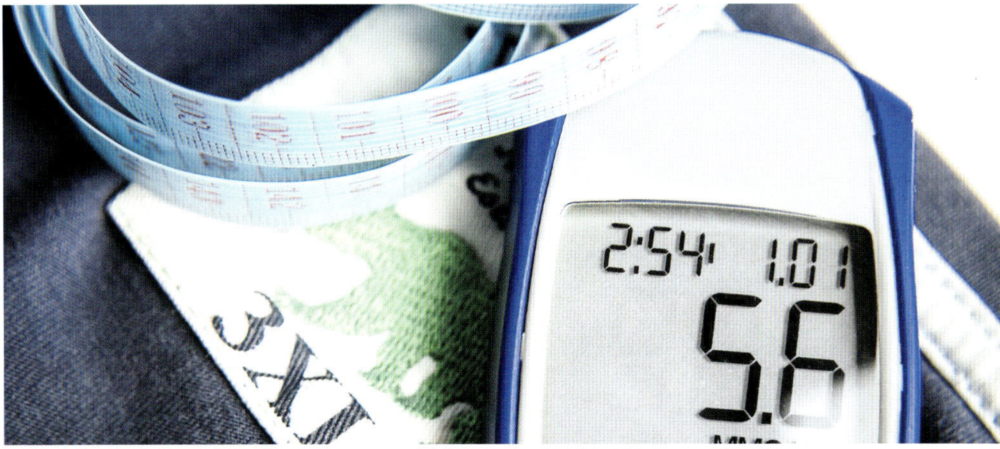

niedrig ist. Zusätzlich wiesen diese Patienten eine erhöhte Häufigkeit für kardiale Risikofaktoren wie Bluthochdruck, Fettsucht und pathologische Fettwerte im Blut auf.

Eine Metaanalyse ermittelte ein dreifaches Risiko, einen Typ-2-Diabetes zu entwickeln, wenn die Patienten mit den niedrigsten Vitamin-D-Werten im Blut mit solchen verglichen wurden, die die höchsten Spiegel aufwiesen.

Dazu passen auch die Daten, die vom Robert-Koch-Institut (RKI) in Berlin für die deutsche Bevölkerung im Jahr 2007 publiziert wurden. Hierzu wurden mehr als 4.000 erwachsene Deutsche untersucht. Bei den Frauen fanden sich in der Gruppe mit den niedrigsten Sonnenhormonspiegeln viermal so viele Diabetikerinnen und dreimal so viele Frauen mit einer Herz-Kreislauf-Erkrankung.

Eine weitere Studie aus dem Jahr 2008 erfüllte alle Kriterien der immer wieder geforderten „evidenzbasierten prospektiven Untersuchungen“: Doppelblind, randomisiert und placebokontrolliert wurden Patienten mit Typ-2-Diabetes im Alter von 64 Jahren mit einer einzigen Gabe von 100.000 IE Vitamin D behandelt. Die Studienteilnehmer aus Schottland wiesen zu Beginn der Untersuchung alle einen erniedrigten Vitamin-D-Spiegel auf. Wenige Wochen nach der einmaligen Vitamin-D-Gabe hatten die behandelten Patienten nicht nur normale Blutspiegel für Vitamin D, sondern es kam auch zu einer klinisch relevanten Verbesserung der arteriellen Durchblutung und zu einer deutlichen Absenkung des zuvor in typischer Weise erhöhten Blutdrucks.

Die Autoren fassten ihre Studienergebnisse wie folgt zusammen: „Ein Vitamin-D-Mangel findet sich in Schottland vor allem im Winter häufig bei Patienten mit einem Diabetes Typ 2. Eine einzige hochdosierte orale Gabe von Vitamin D verbessert die Gefäßsituation dieser Patienten deutlich!"

Was gibt es Neues zum Thema Vitamin D und Diabetes?

Die vorstehend geschilderten Untersuchungen bieten hinreichend Material für die Aussage, dass es regelhafte Beziehungen zwischen Vitamin D und dem Diabetes mellitus Typ 1 und Typ 2 gibt und dass ein Vitamin-D-Mangel die Entstehung dieser beiden Erkrankungen fördert.

In den vergangenen Jahren sind jeweils etwa 100 neue wissenschaftliche Untersuchungen zu diesem speziellen Thema publiziert worden. Einige davon in der klassischen Form „einfacher" Beobachtungsuntersuchungen, zunehmend jedoch auch Stoffwechsel- und komplexe experimentelle Untersuchungen. Dies liegt daran, dass neue Technologien zum Beispiel zum Nachweis von genetischen und epigenetischen Veränderungen sowie neuen Botenstoffen entwickelt wurden, die dann natürlich auch in Zusammenhang mit der Vitamin-D-Forschung eingesetzt werden.

Beginnen wir wieder mit dem Diabetes Typ 1. Obwohl bei dieser Form der Zuckererkrankung die Wirkung von Vitamin D offensichtlich auf der Beeinflussung des frühkindlichen Immunsystems beruht, zeigt sich auch im späteren Leben bei diesen Patienten eine Abhängigkeit des Zuckerstoffwechsels vom jeweiligen Vitamin-D-Spiegel. So zeigt eine 2017 publizierte Untersuchung, dass jugendliche Diabetiker mit einem Vitamin-D-Mangel nach der Gabe von 6.000 IE Vitamin D täglich für drei Monate eine deutliche Verbesserung der Langzeitblutzuckerwerte (HbA_{1c}) aufwiesen. Die Verbesserung war umso ausgeprägter, je niedriger der initiale Vitamin-D-Spiegel war.

Wesentlich umfangreicher ist jedoch die Zunahme der Berichte und Ergebnisse zum Diabetes Typ 2. Eine Beobachtungsstudie aus Australien zum Auftreten der Zuckererkrankung im Rahmen einer Schwangerschaft wurde im Jahr 2016 veröffentlicht und zeigt eine deutliche Zunahme der Häufigkeit von Schwangerschaftsdiabetes in den sonnenschwachen Wintermonaten.

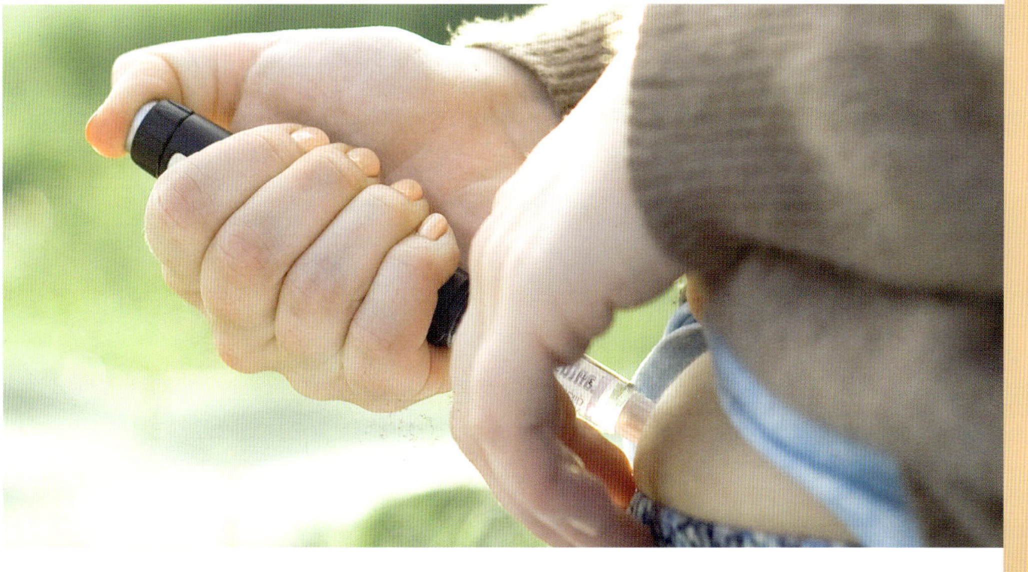

Nicht nur die Intensität der Sonneneinstrahlung, sondern auch niedrige Vitamin-D-Spiegel wirken sich auf die Entstehung des Diabetes während einer Schwangerschaft aus. So berichtet eine amerikanische Metaanalyse aus dem Jahr 2017, in der 87 Beobachtungsstudien und 25 randomisiert kontrollierte Studien mit mehr als 55.000 Teilnehmern während eines Zeitraums von zehn Jahren überprüft wurden, dass ein niedriger Vitamin-D-Spiegel das Risiko für einen Schwangerschaftsdiabetes nahezu verdoppelt.

Dass solche Effekte zustande kommen, verwundert nicht mehr, wenn man sich die aktuelle Versorgungssituation der Schwangeren anschaut. Dies geschieht in einer Untersuchung aus Deutschland, die ebenfalls 2017 veröffentlicht wurde. Hier wurden 858 Frauen im Alter zwischen 18 und 45 Jahren zwischen April 2013 und März 2015 im Rahmen der deutschlandweiten „VitaMinFemin-Studie" rekrutiert. Die Auswertung der Daten ergab Folgendes: 78,1 % der schwangeren und 53,9 % der nicht schwangeren Frauen hatten einen Vitamin-D-Spiegel < 20,0 ng/ml. Dabei war das Risiko für eine

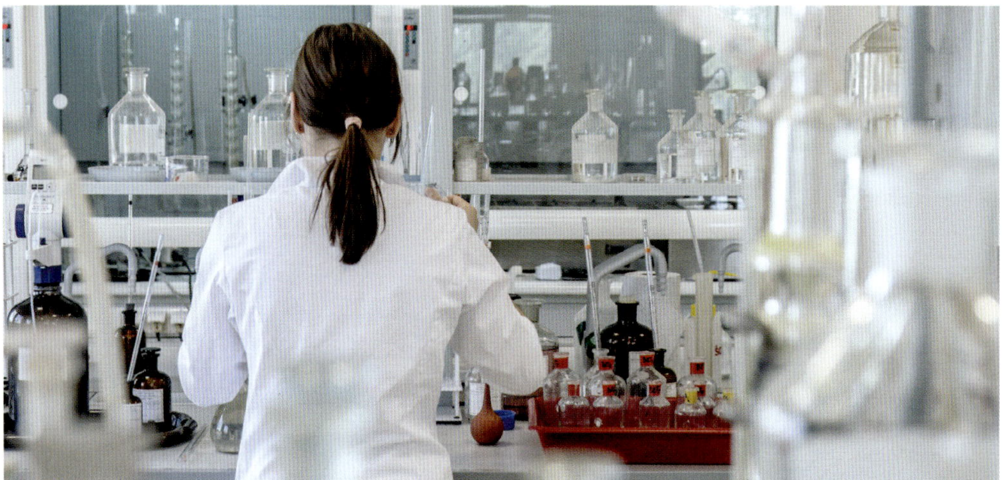

Schwangere, einen Vitamin-D-Spiegel < 10 ng/ml aufzuweisen, im Sommer im Vergleich zu nicht schwangeren Frauen um den Faktor 3,7 und im Winter um den Faktor 13,5 erhöht.

Ebenfalls im Jahr 2017 erschien eine Metaanalyse zur Wirkung von Vitamin D auf wichtige Funktionsparameter der Diabeteserkrankung. Insgesamt wurden 23 randomisierte, kontrollierte Studien mit 1.477 Patienten ausgewertet. Diese erhielten zwei Monate lang entweder täglich oder wöchentlich eine Vitamin-D-Gabe. Ferner wurde der Vitamin-D-Spiegel im Blut bestimmt und es wurden weitere diabetesspezifische Laboruntersuchungen durchgeführt. Diese ergaben, dass unter der Vitamin-D-Zufuhr der Langzeitblutzuckerwert (HbA_{1c}) ebenso wie der Wert des Nüchternblutzuckers signifikant abfielen. Auch die sogenannte Insulinresistenz ging unter der Vitamin-D-Gabe zurück. Da die verabreichte Vitamin-D-Dosis in den Studien im Mittel bei 4.000 IE/Tag lag, woraus ein Vitamin-D-Spiegel im Blut von > 40 ng/ml resultierte, empfehlen die Autoren im Rahmen der Diabeteserkrankung eine minimale Dosis von 4.000 IE/Tag, um den Zuckerhaushalt bei diesen Patienten zu verbessern. Diese Dosis entspricht auch der grundsätzlichen Empfehlung der internationalen Experten für die Vitamin-D-Zufuhr bei einem Menschen mit 70 kg Körpergewicht.

Dass eine solche Dosis für extrem übergewichtige Menschen nicht ausreicht, zeigen die Untersuchungen der amerikanischen Laienorganisation „GrassrootsHealth“. Die Mitglieder verpflichten sich zu einer regelmäßigen Einnahme von Vitamin D in einer ausreichenden Dosierung, um einen Blutspiegel von 40 bis 60 ng/ml zu bewirken. Dabei hat sich gezeigt, dass teilweise 10.000 IE täglich und mehr erforderlich sind, um dieses Ziel zu erreichen. Und das hat Auswirkungen: Während die allgemeine amerikanische Bevölkerung mit 9,3 % Diabetikern fast die 10 % Marke knackt, kommen die Mitglieder von

GrassrootsHealth gerade mal auf 2,0 %! Selbst nach Durchführung aufwendiger statistischer Korrekturen der unterschiedlichen Kollektive bleibt ein Unterschied von 60 % zugunsten Mitglieder von GrassrootsHealth – dank ihrer regelmäßigen Vitamin-D-Einnahme.

Noch wesentlich eindrucksvoller als diese Unterschiede in der Verteilung der Vitamin-D-Spiegel sind die folgenden Zahlen in Bezug auf die Häufigkeit von Diabetes in beiden Gruppen:

Der Verdacht, dass dieses Phänomen einfach auf die unterschiedlichen Kollektive mit unterschiedlichem Lebensstil zurückzuführen ist und nicht auf den höheren Vitamin-D- Spiegel, lässt sich entkräften, da auch innerhalb der mit Vitamin D unterversorgten NHANES-Kohorte der gleiche Effekt nachweisbar war: Personen mit einem Vitamin-D-Spiegel < 17 ng/ml hatten ein fünffach höheres Risiko, einen Diabetes zu entwickeln.

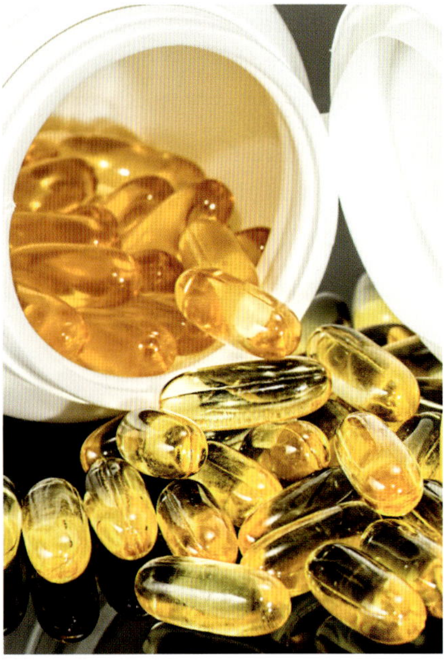

Diese neuen Forschungsergebnisse bestätigen nicht nur die bereits länger bekannten Fakten epidemiologischer Untersuchungen, sondern lassen auch keinen Zweifel daran, dass Vitamin D eine bedeutende Rolle bei der Entstehung und Behandlung des Diabetes Typ 1 und Typ 2 besitzt. Hinzu kommt, dass durch die Normalisierung des Vitamin-D-Spiegels bei den Diabetespatienten die Wahrscheinlichkeit für die Ausbildung weiterer Erkrankungen (sogenannte Komorbidität) reduziert wird, da Vitamin D einen positiven Einfluss auf zahlreiche weitere Erkrankungen ausübt, wie die nächsten Kapitel dieses Buches ausweisen.

7 Erkrankungen des Herzens und der Gefäße

Herz-Kreislauf-Erkrankungen sind die häufigste Todesursache in Deutschland und werden daher auch als „Killer Nr. 1“ bezeichnet. Die Symptome sind vielfältig und reichen vom einfachen Bluthochdruck über den Herzinfarkt und Schlaganfall bis hin zur „Schaufensterkrankheit“, dem schmerzhaften Verschluss der Beingefäße, die das Gehen zur Qual werden lässt, um nur einige Varianten anzuführen. Angesichts der zahlreichen an diesem Krankheitsbild beteiligten Gewebe und den dort nachgewiesenen Vitamin-D-Rezeptoren war zu erwarten, dass auch hier unser Sonnenhormon eine wichtige Rolle spielt.

In der Tat zeigt eine Übersicht die folgenden positiven Eigenschaften von Vitamin D in Zusammenhang mit den Herz-Kreislauf-Erkrankungen:

- Es senkt den Blutdruck,
- verbessert die Muskelfunktion,
- verringert das Risiko für Typ-1- und Typ-2-Diabetes (siehe vorangegangenes Kapitel), die ihrerseits wieder Risikofaktoren für die Gefäße darstellen,
- und beeinflusst die Immunsteuerung.

Einige Aspekte sollen in diesem Kapitel näher beleuchtet werden.

Die ersten Hinweise auf einen Zusammenhang zwischen dem Sonnenhormon und dem Herzen kamen gegen Ende der 90er Jahre aus der Kinderheilkunde. Hier wurde unabhängig voneinander über zwei Kinder im Alter von 3,5 Monaten berichtet, die eine Herzinsuffizienz, Knochenbrüche und einen ausgeprägten Vitamin-D-Mangel aufwiesen. Nach Gabe von Vitamin D normalisierte sich auch der gesamte Zustand der Kinder einschließlich der Herzinsuffizienz.

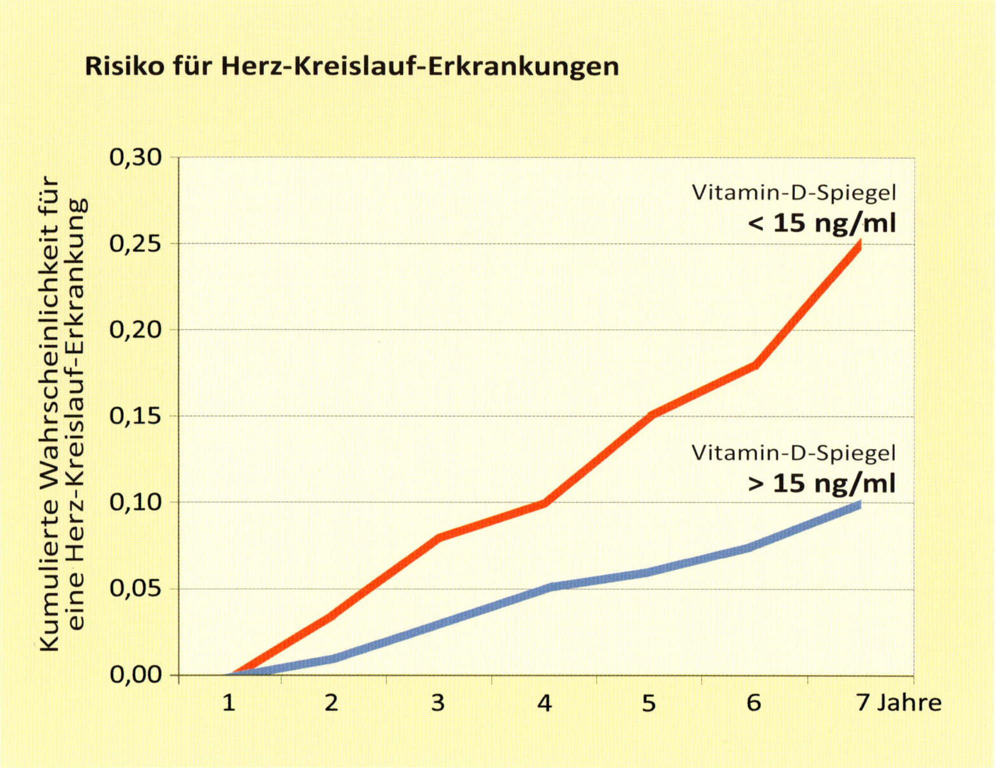

Verdoppelung des Risikos für einen Herzinfarkt bei Bluthochdruck in Abhängigkeit vom Vitamin-D-Spiegel

In den darauffolgenden Jahren erschienen zahlreiche weitere epidemiologische Arbeiten zum Thema Vitamin D und Herz-Kreislauf-Erkrankungen. Die Basis bildeten zum Teil wieder die großen, gut dokumentierten amerikanischen Untersuchungskollektive. So zeigten 1.739 Teilnehmer der Framingham-Studie in einer Verlaufsbeobachtung über 5,4 Jahre ein verdoppeltes Risiko für einen Herzinfarkt, wenn ein erhöhter Blutdruck und ein Vitamin-D-Mangel vorlagen.

Aber auch die Blutdruckerhöhung selbst ist abhängig von der Versorgung mit dem Sonnenhormon. Eine Studie über die Zufuhr von Vitamin D mit der Nahrung ergab keinen oder nur einen schwachen Zusammenhang. Die konkrete Messung der Vitamin-D-Spiegel im Blut der 12.644 Teilnehmer an der NHANES-III-Studie hingegen erlaubte die Dokumentation einer 20 %igen Senkung des altersbedingten Anstiegs des Blutdrucks in der Gruppe mit den höchsten Vitamin-D-Werten.

Die Auswertung von zwei anderen großen amerikanischen Kollektiven (Health Professional und Nurses‘ Health Study) ergab für Männer mit einem Vitamin-D-Mangel ein 6,1fach, für Frauen ein 2,7fach gesteigertes Risiko, einen Bluthochdruck zu entwickeln. Wie schon bei den Untersuchungen zum Tumorrisiko belegen auch diese Ergebnisse, dass eine wirkliche Aussage über die jeweiligen Zusammenhänge nur mit einer Messung der Vitamin-D-Werte im Blut erreicht werden kann und die Zufuhr über die Nahrung nur eine untergeordnete Rolle spielt.

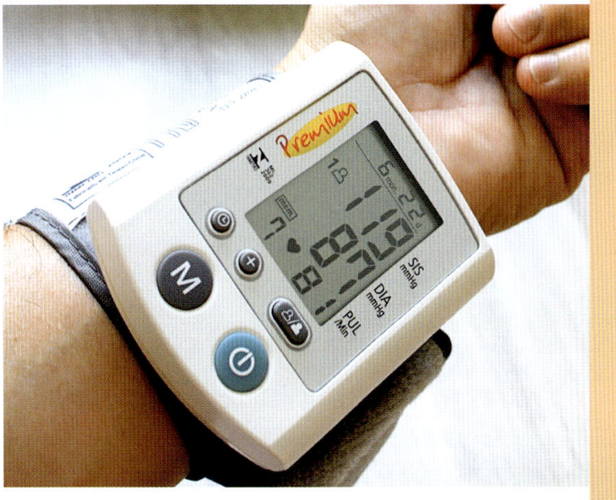

Risiko, Bluthochdruck zu entwickeln
in Abhängigkeit davon, ob der Vitamin-D-Spiegel unter 15 ng/ml oder über 30 ng/ml liegt

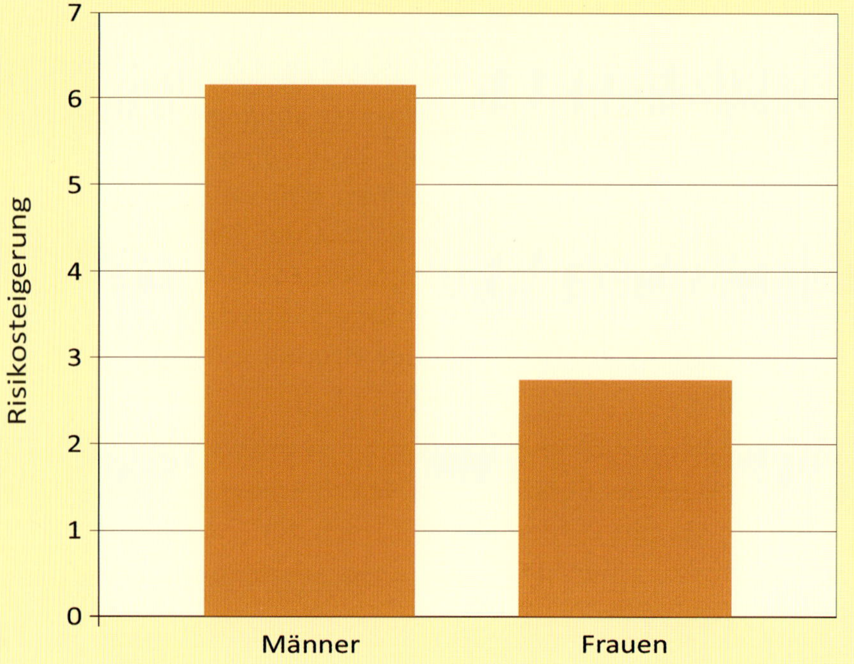

Risikosteigerung für Frauen und Männer, in Abhängigkeit vom Vitamin-D-Mangel einen Bluthochdruck zu entwickeln
(Health Professional und Nurses' Health Study)

Deutsche Forscher können zwar nicht mit solch umfangreichen Kollektiven aufwarten, haben dafür aber schon therapeutische Erfolge aufzuweisen. Bereits nach 8-wöchiger Gabe von 800 IE Vitamin D und 1.200 mg Kalzium pro Tag zeigten die so behandelten Patienten eine Absenkung des Blutdrucks um 9,3 % im Vergleich zu den Patienten, die lediglich das Kalziumpräparat bekommen hatten. Dieses Ergebnis wird bestätigt durch eine Untersuchung bei Diabetikern, die sogar eine 14 %ige Senkung des Blutdrucks durch die Verabreichung des Sonnenhormons ergab.

Zum Abschluss des Themas Bluthochdruck noch ein besonderer Aspekt aus den USA. Als letztes Mittel bei krankhafter Fettsucht greift man dort seit einiger Zeit zum Messer und macht eine „Bypass-Operation" im Magen-Darm-Bereich oder verengt den Magenausgang.

Die Ergebnisse sind in Bezug auf die Gewichtsreduktion beachtlich. Doch 50 bis 60 % dieser relativ jungen, überwiegend weiblichen Patienten (mittleres Alter 46 Jahre!) haben einen Vitamin-D-Mangel und einen Bluthochdruck. Die zwischenzeitlich routinemäßige Gabe von 800 IE Vitamin D führte aber nur etwa bei der Hälfte der Patienten zu einer Normalisierung des Blutdrucks und des Vitamin-D-Spiegels.

Die weitere Differenzierung dieser Daten ergab, dass die Verbesserung eindeutig vom Vitamin-D-Spiegel abhängt: Bei normalisiertem Vitamin-D-Gehalt im Blut besserte sich der Bluthochdruck bei 61 % und bei erniedrigten Vitamin-D-Spiegeln nur bei 42 % der Patienten. Zudem zeigte sich erneut, dass bei der Gabe von Vitamin D die Dosis an das Körpergewicht angepasst werden muss.

Herz-Kreislauf-Erkrankungen stehen in einem engen Zusammenhang mit dem Thema Cholesterinablagerungen in den Gefäßen (Arteriosklerose), das jahrzehntelang die wissenschaftlichen Studien dominerte und auch heute noch in Laienkreisen praktisch als alleiniger Verursacher der Herz-Kreislauf-Erkrankungen gilt. Inzwischen gerät diese „Fett-Theorie" aber ins Wanken.

Offensichtlich ist das Cholesterin an dem Geschehen zwar beteiligt, aber nicht als Verursacher, sondern eher als Betroffener. Neben einem vermehrten oxidativen Stress ist die treibende Kraft eine chronische Entzündung, die durch diverse Immunprozesse gesteuert wird (siehe auch Kapitel 4).

Die Darstellung der komplexen Abläufe mit Beteiligung zahlreicher Botenstoffe (Zytokine, Interleukine, Tumor-Nekrosis-Faktor-α (TNFα), Interferon-Gamma und weitere Chemokine) der verschiedenen Immunzellen (Leukozyten, Lymphozyten, insbesondere der T-Zellen, Thrombozyten) sprengt bei weitem den Rahmen dieses Buches, zumal auch noch längst nicht alle Zusammenhänge geklärt sind.

Wie bereits in Kapitel 4 ausgeführt, hat das Sonnenhormon großen Einfluss auf das Immungeschehen im Körper und wirkt somit auch bei der Entstehung der Arteriosklerose mit. Eine im Jahr 2008 erschienene Arbeit zeigt für Patienten mit einem niedrigen Vitamin-D-Spiegel ein nahezu verdoppeltes Risiko, eine periphere arterielle Verschlusserkrankung (Schaufensterkrankheit) zu erleiden. Eine weitere Arbeit fand eine eindeutige Abhängigkeit der Stadien der Schaufensterkrankheit vom Vitamin-D-Spiegel: Patienten im Stadium 2 (Schmerzen nur bei Belastung) zeigten deutlich höhere Vitamin-D-Werte als Patienten im Stadium 4 (offene Geschwüre an den Beinen) und nur halb so häufig Schmerzen in den Muskeln und Knochen.

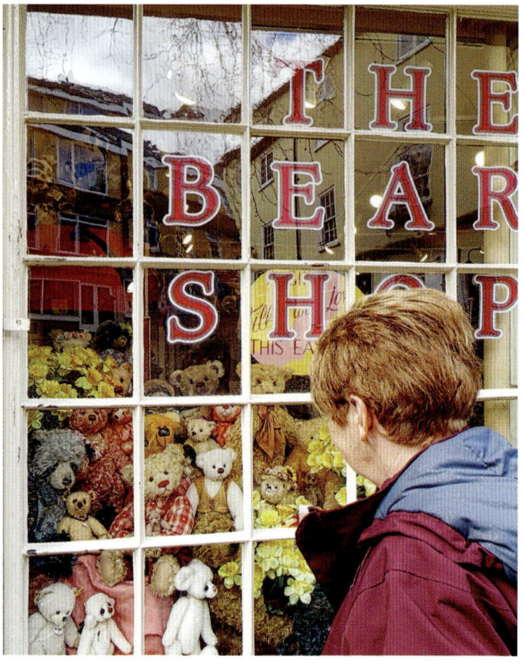

Aber auch zum Herzinfarkt selbst gibt es inzwischen konkrete Informationen über die positiven Auswirkungen von Vitamin D. So berichtet die Arbeitsgruppe von Edward D. Giovannucci über die Ergebnisse einer Untersuchung mit den 18.225 Männern aus der „Health Professional Follow-up Study". Zu Beginn der Untersuchung in den Jahren 1993 bis 1995 waren alle Männer frei von einer koronaren Herzerkrankung. Innerhalb der nächsten zehn Jahre entwickelten 454 von ihnen einen Herzinfarkt. Die Männer mit einem Vitamin-D-Spiegel < 15 ng/ml hatten ein 2,5-faches Risiko, einen Herzinfarkt zu entwickeln, verglichen mit den Männern, die einen Vitamin-D-Spiegel > 30 ng/ml hatten.

Auch nach „Bereinigung" anderer Risikofaktoren wie positive Familienanamnese, Alkoholkonsum, körperliche Inaktivität, Diabetes, Bluthochdruck, Mangel an Omega-3-Fettsäuren und pathologischen Blutfettwerten verblieb ein erhöhter Risikofaktor von 2,1. Selbst eine leichte Senkung des Vitamin-D-Spiegels (Bereich von 22,6 bis 29,5 ng/ml) führte bereits zu einer Steigerung des Risikos für einen Herzinfarkt um 60 %!

Auch im Hinblick auf das Risiko, an einem Herzinfarkt zu versterben, profitieren die Patienten mit den höheren Vitamin-D-Spiegeln. Ihr Risiko reduziert sich um 50 %. Darüber hinaus zeigen die Patienten mit niedrigeren Vitamin-D-Spiegeln im Blut deutlichere Entzündungszeichen, oxidativen Stress und Zeichen einer gesteigerten Blutgerinnung.

Besonders gut untersucht worden ist bereits der Einfluss von Vitamin D auf das Endstadium vieler Herz-Kreislauf-Erkrankungen: die Herzinsuffizienz. Hier liegen auch Ergebnisse aus Deutschland vor. So wurden 150 Patienten mit chronischer Herzinsuffizienz nach allen Faktoren ihres Lebensstils befragt, die mit der Sonnenexposition zusammenhängen. Die Auswertung ergab, dass diese Patienten

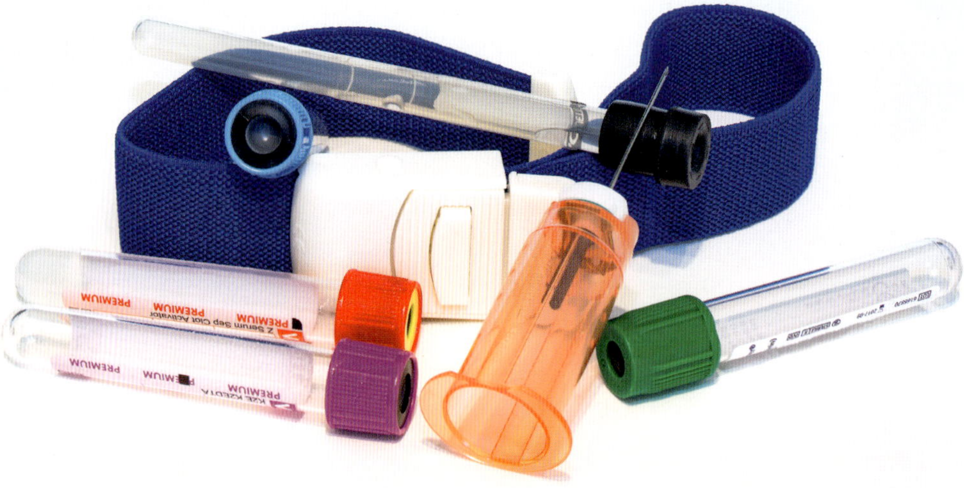

häufiger in Großstädten leben, seltener Sport treiben und weniger häufig in Sommerurlaub fahren. Mit jedem einzelnen Faktor wächst die Wahrscheinlichkeit, einen Vitamin-D-Mangel zu entwickeln.

Die Ergebnisse dieser Befragung werden unterstützt durch Blutuntersuchungen bei Patienten mit chronischer Herzinsuffizienz. Dabei wurden nicht nur erniedrigte Vitamin-D-Spiegel gefunden, sondern auch erhöhte Parathormonwerte (als Reaktion auf die erniedrigten Vitamin-D-Spiegel), von denen bekannt ist, dass sie einen negativen Einfluss auf das Krankheitsgeschehen haben.

Die 2008 publizierten Ergebnisse der Arbeitsgruppe von Armin Zittermann zeigen bei Patienten im Endstadium der Herzinsuffizienz während der Wartezeit auf eine Transplantation für diejenigen mit niedrigen Vitamin-D-Spiegeln ein verdoppeltes Risiko, vor der erhofften Operation zu versterben.

Auch die amerikanische NHANES-III-Studie ergab für Patienten mit niedrigem Vitamin-D-Spiegel einen deutlich häufigeren Nachweis mehrerer Risikofaktoren für Herz-Kreislauf-Erkrankungen wie Bluthochdruck, Diabetes mellitus Typ 2, erhöhte Serum-Triglyzeride und Übergewicht.

Der Versuch, im Rahmen der großen amerikanischen WHI-Studie bei Frauen in den Wechseljahren innerhalb einer siebenjährigen Verlaufsuntersuchung den Einfluss von Vitamin D auf Herz-Kreislauf-Erkrankungen einschließlich Schlaganfall zu zeigen, scheiterte offensichtlich an der zu geringen Dosierung von 400 IE täglich. Ferner war es dem „Kontrollkollektiv“ nicht verwehrt, selbständig beliebige Nahrungsergänzungsmittel einzunehmen, so dass letztendlich kein wesentlicher Unterschied mehr in der Vitamin-D-Zufuhr gegeben war.

Wird jedoch eine höhere und damit effiziente Vitamin-D-Dosierung gewählt (2.000 IE/Tag), lassen sich bei Patienten mit Herzinsuffizienz deutliche Reaktionen nachweisen: Es kommt nicht nur zum Anstieg des Vitamin-D-Spiegels im Serum, sondern auch zu einem Absinken des gefährlichen Parathormonspiegels und zu einem Anstieg der positiven Interleukin-10-Werte im Blut. Die Werte für TNFα (ein negativer Botenstoff) bleiben unter der Behandlung stabil, während sie sich im Kontrollkollektiv erhöhen und damit verschlechtern.

Was ist neu bei den Herz-Kreislauf-Erkrankungen?

Ein Ende 2017 veröffentlichter Review fasst die Situation wie folgt zusammen: Vitamin D ist kritisch für den Kalziumstoffwechsel sowie die Gesundheit des Skelettsystems und hat zusätzliche regulierende Aufgaben in nicht knöchernen Geweben. Ein Vitamin-D-Mangel steht in Verbindung mit chronisch entzündlichen Erkrankungen einschließlich Diabetes und Übergewicht sowie starken Risikofaktoren

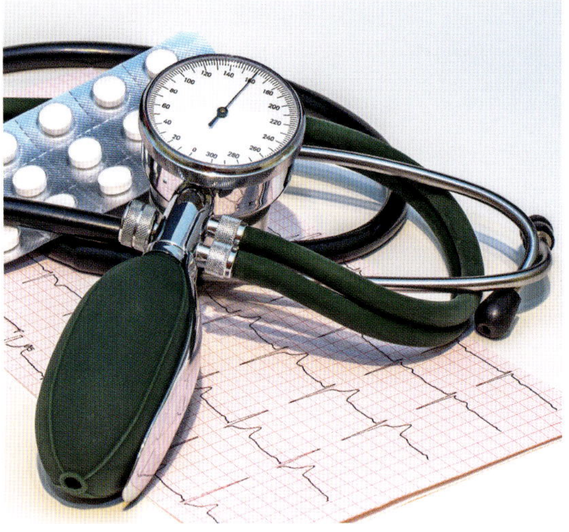

für kardiovaskuläre Erkrankungen einschließlich koronarer Verkalkung, Herzinfarkt, Herzmuskelhypertrophie, Herzmuskelfibrose, Herzversagen, Aneurysma und peripherer arterieller Verschlusserkrankungen und Bluthochdruck, die alle zusammen die wesentlichen Ursachen von Krankheit und vermehrter Sterblichkeit in der Bevölkerung darstellen. Das Auftreten dieser Erkrankung in Verbindung mit einem Vitamin-D-Mangel und die Verbesserung durch die Gabe von Vitamin D sprechen für einen therapeutischen Nutzen der Vitamin-D-Supplementation.

Damit werden die Beziehungen zwischen einem niedrigen Vitamin-D-Spiegel und einem gesteigerten Risiko für die Herz-Kreislauf-Krankheiten weitgehend bestätigt. Wie leider nicht anders zu erwarten, sind auch unsere mangelhaft mit Vitamin D versorgten Kinder von den Folgen in Bezug auf die Herz-Kreislauf-Krankheiten betroffen. Eine Anfang 2018 veröffentliche Untersuchung zeigt bei Kindern mit einem Vitamin-D-Spiegel < 20 ng/ml signifikant höhere atherogene Fettwerte und weitere pathologische Marker für beginnende kardiovaskuläre Erkrankungen.

Als weiteres Beispiel listet die Arbeitsgruppe um Ewelina Dziedzic folgende Zusammenhänge bei Diabetikern auf: Patienten ohne wesentliche Veränderung der koronaren Arterien wiesen die höchsten Vitamin-D-Spiegel auf, während die Gruppen der Ein-, Zwei- und Dreigefäßerkrankungen zunehmend geringere Vitamin-D-Spiegel zeigten.

Ferner zeigten Patienten, die mit einem akuten Herz-Kreislauf-Problem stationär aufgenommen wurden, deutlich geringere Vitamin-D-Spiegel als Patienten mit einer stabilen koronaren Erkrankung. Ebenso fanden sich signifikant niedrigere Vitamin-D-Spiegel bei Patienten, die bereits einen Herzinfarkt erlitten hatten, im Vergleich zu Patienten ohne Herzinfarkt. Bei Herzpatienten mit Diabetes zeigten die Patienten mit niedrigeren Vitamin-D-Spiegel eine größere Anzahl von den stenosierten Herzkranzgefäßen.

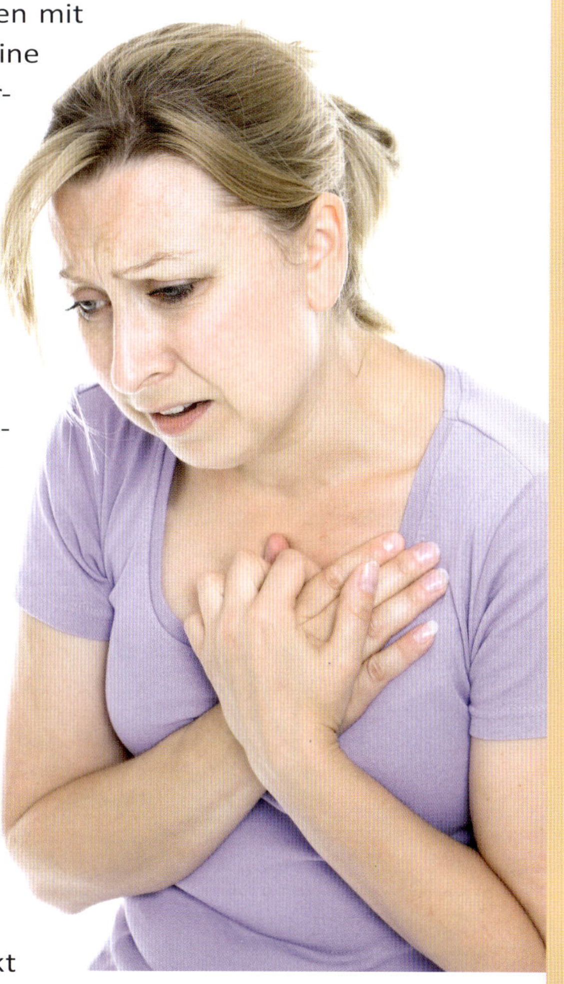

Zusätzliche umfangreiche Reviews aus dem Jahr 2017 bestätigen diese Zusammenhänge. Allerdings weisen die Autoren auch darauf hin, dass die Überprüfung von Studien, die durch eine gezielte Gabe von Vitamin D diese Zusammenhänge beeinflussen wollten, in vielen Fällen keine klare Verbesserung des Blutdrucks, der Insulinsensitivität oder von Blutfetten dokumentieren konnten und verweisen auf die Notwendigkeit, größere evidenzbasierte Studien zur Klärung dieser Diskrepanz durchzuführen.

Doch es gibt inzwischen eine evidenzbasierte und Ende 2017 publizierte Arbeit, die den Effekt

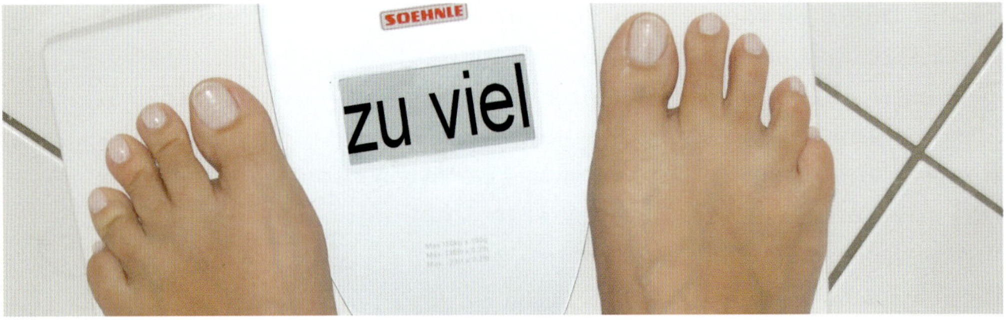

gezielter Vitamin-D-Gaben bei Patienten mit einer Schaufensterkrankheit (periphere arterielle Verschlusskrankheit) untersuchte. Die übergewichtigen Patienten hatten zu Beginn der Studie einen Vitamin-D-Spiegel < 20 ng/ml und erhielten unterschiedliche Dosierungen (600, 2.000, 4.000 IE Vitamin D) oder Placebo. Zu Beginn der Untersuchung und nach 16 Wochen wurde die arterielle Pulswellengeschwindigkeit gemessen. Dies ist ein etabliertes Verfahren zum Nachweis von Gefäßveränderungen, wie sie bei der Schaufensterkrankheit auftreten. Die Ergebnisse zeigten eine eindeutige Abhängigkeit von der verabreichten Vitamin-D-Dosis: Erst die Gabe von 4.000 Einheiten pro Tag führte zu einer signifikanten Absenkung der Pulswellengeschwindigkeit um 10 %.

Die Ergebnisse verwundern uns nicht, zudem wurde hier ein optimales Studiendesign eingesetzt, wie es von Vitamin-D-Experten heute gefordert wird: Die Vitamin-D-Spiegel des untersuchten Kollektivs müssen zu Beginn der Untersuchung deutlich erniedrigt sein. Die Vitamin-D-Dosis muss ausreichend hoch sein (mindestens 4.000 IE Vitamin D), um einen Vitamin-D-Spiegel im Blut zwischen 40 und 60 ng/ml zu erreichen. Die Dosis sollte möglichst täglich verabreicht werden. Ferner empfiehlt sich die Prüfung der Vitamin-D-Spiegel-Werte im Verlauf der Studie, um die Compliance der Patienten zu dokumentieren.

8

Sonnenschein für Knochen und Muskeln

Die Eckdaten zu diesem Text stammen von Heike A. Bischoff-Ferrari aus Zürich, die sich seit vielen Jahren mit dem Thema Knochen, Muskulatur und Vitamin D beschäftigt. Da wir im Alltag nichts von unseren Knochen bemerken, interessieren wir uns für ihren Zustand in der Regel erst dann, wenn ein Knochenbruch, eine Fraktur, eingetreten ist. Diese Ereignisse sind in jungen Jahren relativ selten, in der Regel auf einen Unfall zurückzuführen und heilen meist rasch ab. Mit zunehmendem Alter sieht dies jedoch anders aus. Hier tragen Frakturen wesentlich zur Morbidität und Mortalität älterer Personen bei. In der Gruppe der 60-Jährigen wird das Risiko, an einer erlittenen Fraktur zu versterben, bei Frauen auf 44 bis 65 % und bei Männern auf 25 bis 42 % geschätzt.

Ab dem 75. Lebensjahr ist die Hüftfraktur die häufigste Fraktur, wobei bis zu 50 % der Betroffenen mit einer dauerhaften Behinderung rechnen müssen, 15 bis 25 % droht der Eintritt in eine Pflegeinstitution und bis zu 20 % versterben im ersten Jahr nach ihrer Fraktur. Die exponentielle Zunahme der Hüftfrakturen führt zu einer geschätzten Häufigkeit von einer unter drei Frauen, und einem unter sechs Männern mit einer erlittenen Hüftfraktur in der neunten Lebens-

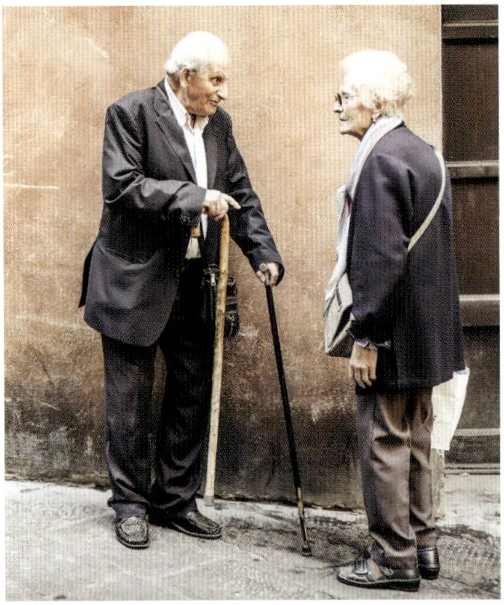

dekade. Analog ist die durch Hüftbrüche verursachte Behinderung in der älteren Bevölkerung enorm, und die geschätzten Kosten sollen allein in den USA von 7,2 Milliarden im Jahr 1990 auf 16 Milliarden im Jahr 2020 ansteigen. Dies sind gewaltige Zahlen, und sie unterstreichen die Bedeutung der Knochengesundheit für unsere gesamte Gesundheit und unser Gesundheitssystem.

Zentral für das Verständnis und die Behandlung von Frakturen bei älteren Personen ist der enge Zusammenhang mit Muskelschwäche und erhöhtem Sturzrisiko. Über 90 % aller Frakturen treten aufgrund eines Sturzereignisses auf, und Sturzereignisse sind in der älteren Bevölkerung häufig. Sturzraten nehmen pro Dekade um etwa 10 % zu, wobei über 30 % aller zu Hause lebenden älteren Personen im Alter von 65 Jahren einmal pro Jahr stürzen.

Die Rate bei Gleichaltrigen im Pflegeheim beträgt sogar 50 % oder mehr. Schwere Verletzungen treten bei 10 bis 15 % aller Stürze auf, 5 % davon sind Frakturen und 1 bis 2 % sind Hüftfrakturen. Stürze sind ein unabhängiger Risikofaktor für Funktionsverlust und Behinderung bei älteren Personen, und 40 % aller Pflegeheimeintritte sind durch Stürze verursacht.

Vitamin D wirkt zweifach: Prävention von Stürzen und Frakturen

Vitamin D wurde zunächst vorwiegend als „Knochenvitamin“ gesehen. In dieser klassischen Rolle fördert Vitamin D die Knochengesundheit bei jüngeren und älteren Erwachsenen und verhindert Frakturen bei älteren Personen.

Seit einiger Zeit wird jedoch die Rolle von Vitamin D in der Muskelkrafterhaltung und Sturzverminderung betont. Ein solcher Effekt ist von großem klinischen Interesse, weil Vitamin D damit über ein interessantes Wirkungsprinzip verfügt, nämlich die kombinierte Verminderung von Stürzen **und** Frakturen (siehe Abbildung). Die Basis für diese Überlegungen ist die Erkenntnis, dass auch die Muskulatur und die sie versorgenden Nerven über Vitamin-D-Rezeptoren verfügen, d.h. wie praktisch alle anderen Zellen im Körper auch das Sonnenhormon für ihre korrekte Funktion benötigen.

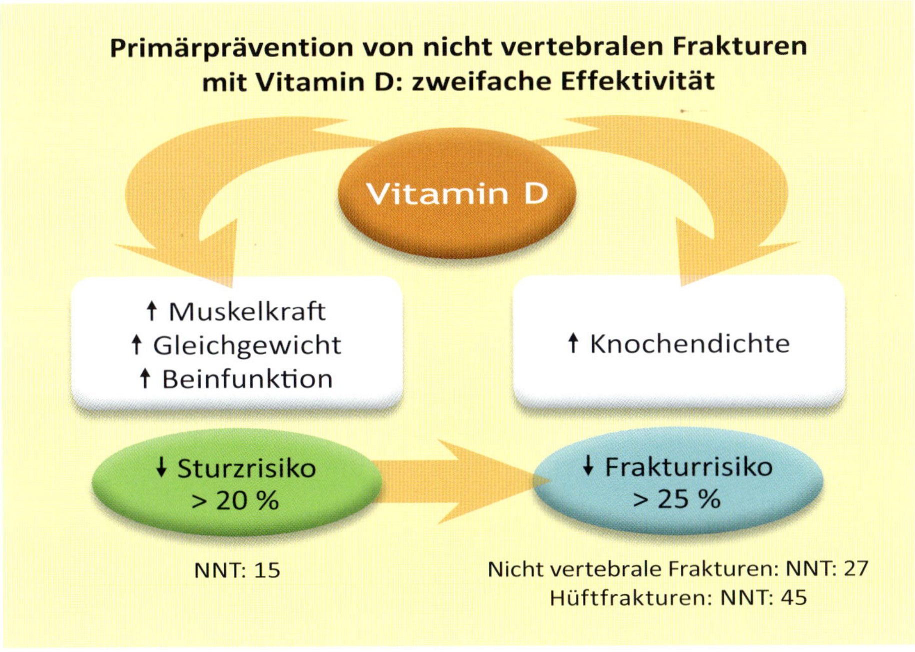

Doppelte Funktion von Vitamin D in Bezug auf die Frakturgefährdung (NNT = Anzahl der Patienten, die behandelt werden müssen, um ein „Ereignis" (Fraktur) zu verhindern)

Frakturprävention durch Vitamin D

Eine 2005 publizierte Metaanalyse hochqualitativer Primärpräventionsstudien (n = 9.829) zeigte, dass 700 bis 800 IE Vitamin D pro Tag das relative Risiko für eine Hüftfaktur um 26 % und jegliche Fraktur außerhalb der Wirbelsäulen um 23 % im Vergleich zu Kalzium oder Placebo verringern. Hingegen war eine Dosis von nur 400 IE oder ein damit verbundener Anstieg des 25-Hydroxyvitamin D auf nur etwa 60 nmol/l nicht ausreichend für eine Risikominderung durch Vitamin D.

Der Antifraktureffekt trat in einem Rechenmodell abhängig vom Vitamin-D-Spiegel erst ab mindestens 74 nmol/l auf. Ein solcher Wert wurde nur in Behandlungsstudien mit 700 bis 800 IE Vitamin D erreicht. Dazu passend zeigen epidemiologische Daten, dass die Knochendichte an der Hüfte bei jüngeren und älteren Personen und die Beinfunktion bei älteren Personen mit höherem Vitamin-D-Spiegel steigen und eine optimale Knochendichte beziehungsweise Beinkraft zwischen 75 und 100 nmol/l erreicht wird.

Wie wichtig ist die Kombination mit Kalzium?

Eine weitere Metaanalyse mit einem Schwerpunkt auf hochwertigen Doppelblindstudien zeigt, dass Kalziumsupplemente alleine in einer Dosierung zwischen 800 und 1.600 mg am Tag das Risiko für Frakturen außerhalb der Wirbelsäule nicht beeinflussen und das Hüftbruchrisiko um 64 % erhöhen.

Eine mögliche Erklärung für den negativen Effekt einer ausschließlichen Gabe von Kalzium könnte sein, dass Kalziumgaben die Phosphataufnahme hemmen. Falls nun Phosphat fehlt, wird das in den

Knochen einzubauende Kalziumphosphatprodukt gestört. Da bei älteren Personen durch eine verminderte Eiweißaufnahme oft ein Phosphatmangel besteht, können so Kalziumsupplemente ohne Vitamin D bei älteren Personen zu einem Knochenabbau beitragen und das Hüftbruchrisiko erhöhen.

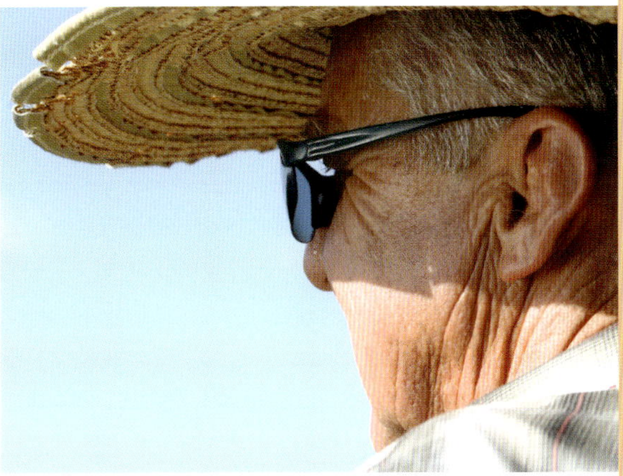

Diese These bestätigt eine Metaanalyse von vier Doppelblindstudien, die Kalziumsupplemente ohne Vitamin D gegen Placebo verglichen haben. In derselben Metaanalyse wurden auch prospektive Kohortendaten zur gesamten Kalziumeinnahme bezüglich Hüftfrakturrisiko untersucht. Für die Osteoporoseprävention in der täglichen Praxis sind daher reine Vitamin-D-Supplemente interessant, die dann mit einer Kalzium- und proteinreichen Ernährung kombiniert werden können.

Zusammenhang von Vitamin D und Muskelkraft

Vitamin D scheint neben einer von den Rezeptoren unabhängigen Begünstigung des Kalziumeinstromes in die Muskelfaser auch durch eine direkte Bindung an den spezifischen intrazellulären Vitamin-D-Rezeptoren in der Muskulatur eine Förderung der Proteinsynthese zu bewirken.

In einer klinischen Studie mit aktivem Vitamin D über drei Monate wurde diesbezüglich bei Frauen mit Osteoporose in den Wechsel-

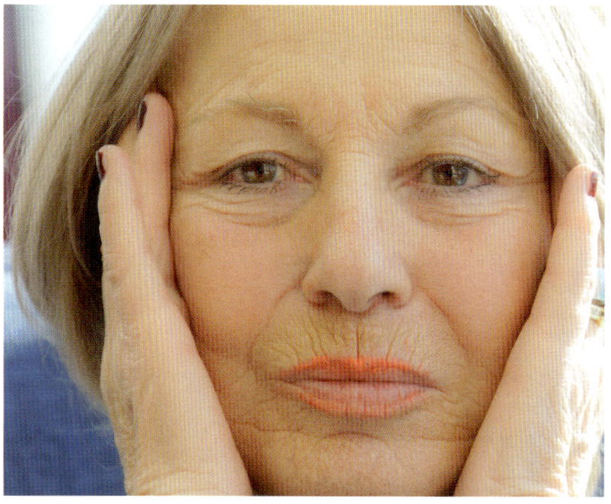

jahren eine relative Zunahme der Muskelfasern dokumentiert. Grundsätzlich ist die proximale Muskelschwäche ein klinisches Zeichen einer schweren Vitamin-D-Unterversorgung, die durch eine Vitamin-D-Therapie einfach beseitigt werden kann.

Zwei randomisierte Doppelblindstudien bei älteren Personen weisen auf einen ursächlichen Zusammenhang zwischen Vitamin D und Muskelkraft/Gleichgewicht hin. Bei ambulanten älteren Frauen in Deutschland führte eine zweimonatige Therapie mit Vitamin D (800 IE) plus Kalzium (1.200 mg/Tag) zu einer signifikanten neunprozentigen Verbesserung des Gleichgewichts im Stehen verglichen zu Kalzium alleine (1.200 mg/Tag).

In einer weiteren, ebenfalls randomisierten Doppelblindstudie bei älteren Frauen in der Langzeitpflege in Basel ergab die gleiche Behandlung über drei Monate eine bis zu 11 % verbesserte Funktion. Zudem zeigte sich eine 49 %ige Reduktion des Sturzrisikos.

Anti-Sturzeffekt von Vitamin D

In einer 2004 publizierten Metaanalyse, basierend auf fünf randomisierten Doppelblindstudien (n = 1.237), reduzierte Vitamin D das Sturzrisiko einer älteren Person um 22 % im Vergleich zu Placebo oder Kalzium. Die bei der Beurteilung von Therapien immer sehr wichtige „Number needed to treat“ (NNT) war 15, was bedeutet, dass 15 Personen therapiert werden müssten, um eine Person vor einem Sturz zu bewahren.

Die weitere Analyse der Daten ergab auch in diesem Zusammenhang wieder, dass die ausreichend hohe Dosierung von Vitamin D ganz wichtig ist. In einer Studie, die nur 400 IE Vitamin D untersuchte, kam es zu keiner Sturzreduktion, während in zwei Studien, die 800 IE Vitamin D plus Kalzium (1.200 mg/Tag) testeten, eine Verminderung des Sturzrisikos um 35 % auftrat.

Was gibt es Neues zu Vitamin D, Knochen und Muskeln?

Während die Muskulatur lange Zeit nur ein begleitender Faktor bei den Untersuchungen zur Knochengesundheit war, ist sie in den letzten Jahren selbst zum „Patienten" geworden. Durch unsere sitzende Lebensweise und die daraus resultierende fehlende körperliche Aktivität kommt es mit zunehmendem Alter nicht nur zu Osteoporose, sondern auch zu Muskelschwund. Der Fachausdruck für dieses kombinierte Geschehen lautet „Osteosarkopenie". Dieser schleichende Prozess erhält seine besondere Bedeutung nicht durch die damit verbundenen Begleiterkrankungen, die von Diabetes über Herz-Kreislauf-Erkrankungen bis hin zu Krebs und Demenz reichen. Ein Review aus dem Jahr 2017 charakterisiert die Situation wie folgt: Sarkopenie und Osteoporose sind zwei Zustände, die beide mit dem Alterungsprozess und vergleichbaren Risikofaktoren wie Genetik, Drüsenfunktion sowie mechanischen Faktoren verbunden sind. Hinzu kommt, dass Knochen und Muskulatur miteinander interagieren, und zwar nicht nur anatomisch, sondern auch mit ihrem Stoffwechsel. Eine degenerative Infiltration mit Fett, ein Phänomen, das beim altersbedingten Muskel- und Knochenverlust beobachtet wird, findet sich häufiger und schwerer ausgeprägt bei Personen mit Osteoporose und gleichzeitiger Sarkopenie.

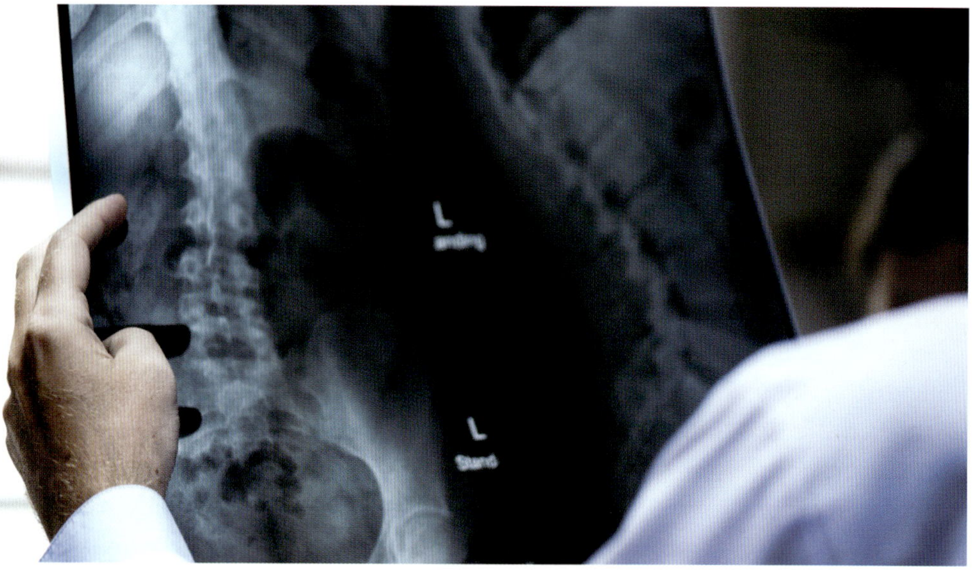

Klinisch bedeutet dies, dass bei Vorhandensein beider Störungen die negativen Effekte von Stürzen, Frakturen, Funktionsverlusten sowie Gebrechlichkeit und Sterblichkeit zunehmen. Dies wiederum bedeutet erheblichen Pflegeaufwand und zusätzliche Kosten im Gesundheitssystem. Aus diesem Grund empfiehlt sich auch die Zusammenführung dieser beiden pathologische Zustände in dem Begriff „Osteosarkopenie". Mögliche Maßnahmen zur Prävention stellen das Krafttraining, eine Ernährung mit guter Protein- und Kalziumzufuhr in Verbindung mit einem regelrechten Vitamin-D-Spiegel dar. Diese Maßnahmen haben einen doppelten Effekt, d.h. sowohl auf die Muskulatur als auch auf den Knochen und reduzieren Stürze, Frakturen und die damit verbundenen Behinderungen. Letzteres ist von besonderer Bedeutung für ältere Menschen, da zusätzlich Gebrechlichkeit und Einweisung in ein Heim drohen.

Eine Publikation aus dem Jahr 2016 weist darauf hin, dass für die Entstehung der Osteosarkopenie noch weitere Ursachen verantwortlich sein können. Dazu gehören die Inaktivität nach einem Schlaganfall oder einer Lähmung durch eine Nervenerkrankung, eine langjährige Therapie mit Cortison sowie ein Mangel an Sexualhormonen und Vitamin D – womit wir wieder beim Thema dieses Buches sind.

Dazu wird in einem weiteren Review aus dem Jahr 2017 festgestellt, dass Personen mit einer Sarkopenie in der Regel einen niedrigen Vitamin-D-Status aufweisen. Untersuchungen zur Effektivität einer Vitamin-D-Supplementation bei Sarkopenie sind bislang allerdings nicht eindeutig. Die besten Ergebnisse wurden jedoch in solchen Fällen erzielt, in denen ein niedriger Ausgangswert für Vitamin D vorlag und anstelle eine Intervalltherapie eine regelmäßige Gabe von Vitamin D erfolgte.

Im Gegensatz zu den in der Regel schleichenden Effekten im Rahmen des Alterungsprozesses führt ein Aufenthalt im Weltraum selbst bei den jungen und gesunden Astronauten innerhalb weniger Monate zu einer ausgeprägten Sarkopenie. Die Bilder der ersten russischen Astronauten, die aus ihrer Kapsel herausgehoben und anschließend getragen werden mussten, waren mehr als eindrucksvolle Zeugen dieser massiven Veränderung innerhalb kurzer Zeit. Wir Menschen sind eben Terranauten und keine Astronauten – so sehr einige Menschen auch Astronauten sein möchten.

Ein weiteres Thema in der Dreiecksbeziehung von Knochen, Muskulatur und Vitamin D, das in den letzten Jahren zunehmend an Interesse gewinnt, sind Verletzungen im Profisport. Zusätzlich zu dem schmerzhaften Ereignis kommen hier ökonomische Aspekte mit ins Spiel: Fällt ein „millionenschwerer“ Profisportler für seinen Verein aus, bedeutet dies eine erhebliche finanzielle Belastung. Und wie immer, wenn es ums Geld geht, wurde natürlich intensiv geforscht, wie das Verletzungsrisiko reduziert werden kann. Das Ergebnis lautete – mal wieder – Vitamin D!

Stellvertretend für den Profisport sollen hier zwei Berichte vorgestellt werden. Die erste Untersuchung erfolgte an 80 Spielern der American Football League. Das mittlere Lebensalter der Athleten betrug 26 Jahre, 84 % waren Farbige. Neben dem Vitamin-D-Spiegel wurden die Unfallverletzungen der Spieler registriert und die Fähigkeit, einen dauerhaften Vertrag zu bekommen. Der mittlere Vitamin-D-Spiegel lag bei den weißen Spielen bei 37,4 ng/ml und bei den farbigen Spielern bei 25,6 ng/ml.

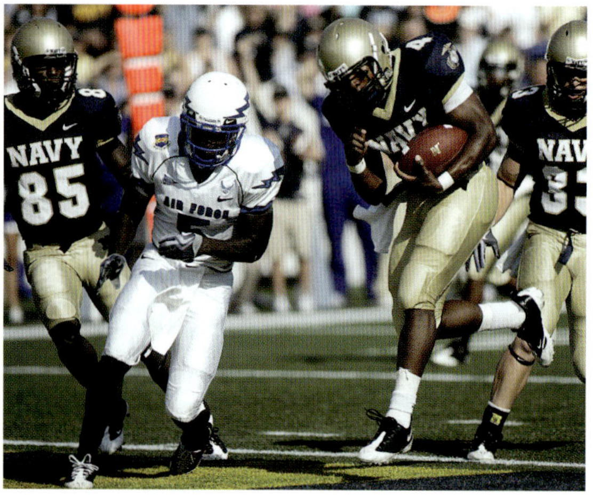

Alle Athleten mit einem Vitamin-D-Mangel hatten schwarze Hautfarbe. Spieler, die in den zurückliegenden Jahren eine Fraktur erlitten hatten, wiesen im Vergleich zu Spielern ohne Frakturen deutlich niedrigere Vitamin-D-Spiegel auf. Ferner hatten Athleten, die entweder wegen einer Verletzung oder einer schwachen Leistung in der laufenden Saison entlassen wurden, niedrigere Vitamin-D-Spiegel als diejenigen Spieler, die regulär die ganze Saison spielten.

Ähnliche Ergebnisse zeigte eine Untersuchung von 214 Athleten im Jahr 2015, ebenfalls aus den USA. Auch hier waren zwei Drittel Farbige. 59 % der Spieler wiesen unzureichende Vitamin-D-Spiegel und 10 % einen Mangel auf. Bei 50 % der Athleten fanden sich Muskelzerrungen, die signifikant mit niedrigen Vitamin-D-Spiegeln verbunden waren. Ebenso wiesen Spieler mit Verletzungen im Vergleich zu unverletzten Spielern signifikant niedrigere Werte auf. Ein Vitamin-D-Mangel war mit einem zweifachen Risiko für eine Muskelzerrung und einem dreieinhalbfachen Risiko für eine Oberschenkelverletzung verbunden.

Dass diese Zahlen auch anders aussehen können, zeigen Untersuchungen von irischen Eliteathleten (21 Boxer, 28 Cricket- und 43 Rugbyspieler), die zwischen November 2013 und April 2015 untersucht wurden. Hier wiesen beachtliche 86 % der Athleten einen regelrechten Vitamin-D-Spiegel auf. Allerdings wurde der (veraltete) Referenzwert von 20 Nanogramm angelegt. Immerhin 25 % der Athleten gaben an, dass sie regelmäßig Vitamin D einnahmen, woraus sich eine vierfache Wahrscheinlichkeit ergab, einen regelrechten Vitamin-D-Spiegel zu erreichen. Im Vergleich zu einer Voruntersuchung im Jahr 2010/11 war die Zahl der Sportler mit einem Mangel an Vitamin D von 55 % auf 14 % abgesunken – Folge einer landesweiten Änderung der Empfehlungen zur Vitamin-D-Supplementation im Leistungssport im Jahr 2011 in Irland. Ein eindrucksvolles Beispiel, was sich mit einer konsequenten und gezielten „Supplementationspolitik“ erreichen lässt.

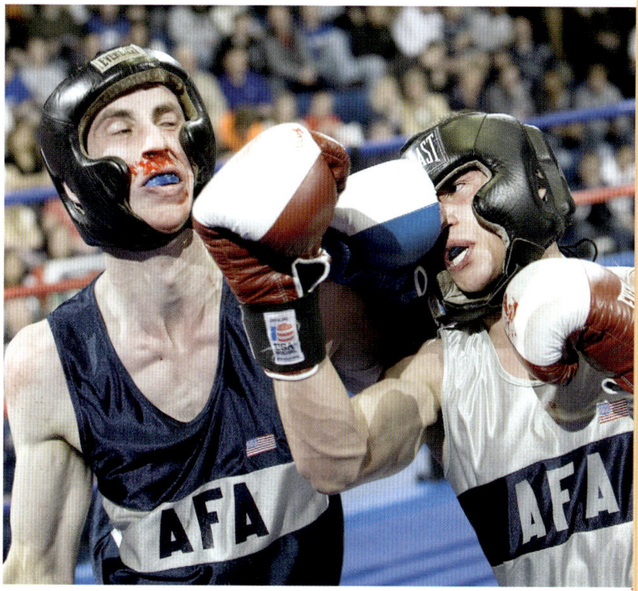

Zum Abschluss dieses Kapitels möchten wir noch auf ein Problem aufmerksam machen, das entsteht, wenn man Vitamin D nicht verabreicht, obwohl ein ausgeprägter Mangel vorhanden ist. Die Rede ist von den schwangeren Frauen, die auch in Deutschland nahezu alle einen Vitamin-D-Mangel aufweisen, wie bereits im Kapitel 3 berichtet. Dieser Mangel kann zusätzlich zu den schon erwähnten Problemen eine wahre Katastrophe auslösen, die bislang allerdings weder in der allgemeinen Bevölkerung noch in medizinischen Fachkreisen wahrgenommen wird. Daher möchte wir dieses Problem hier aktenkundig machen: die Fehldiagnose einer Kindesmisshandlung, obwohl lediglich rachitische Frakturen vorliegen. Uns sind drei solcher Fälle bekannt. Der in eigener Praxis niedergelassene Kollege Raimund von Helden, der sich ebenfalls seit Jahren des Themas Vitamin D angenommen hat, kennt sieben solcher Fälle, die in aller Regel zu schweren Justizirrtümern führen! Wie groß die Dunkelzif-

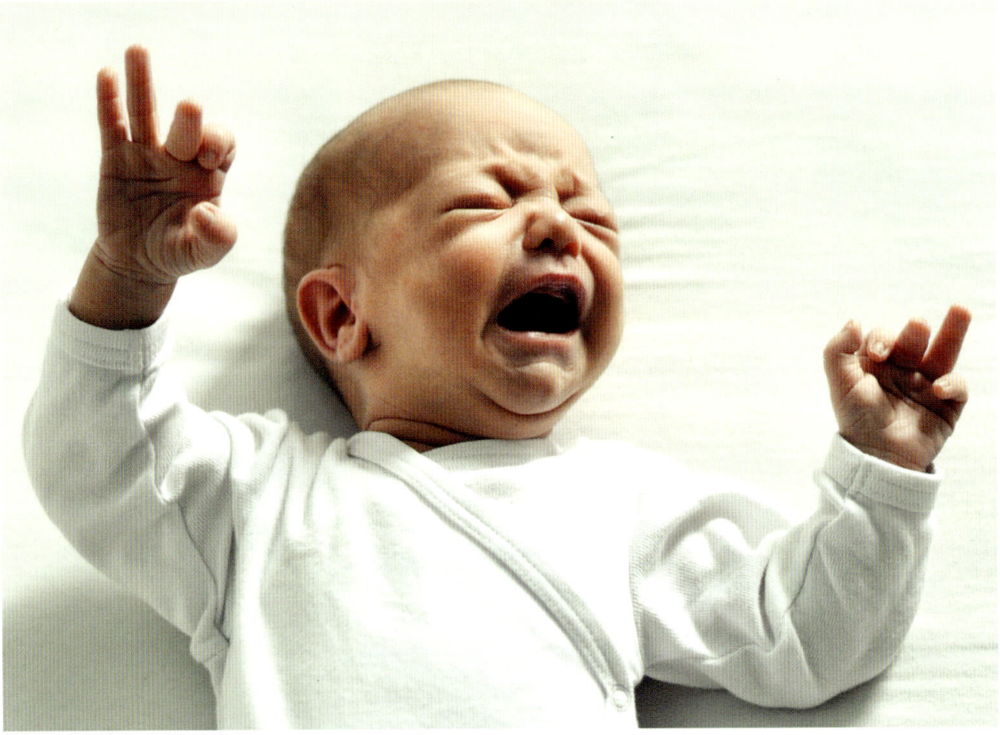

fer ist, wissen wir nicht. Immerhin sind Ende 2017 in den internationalen Datenbanken gleich zwei Publikationen zu diesem Thema erschienen.

Wie entsteht das Problem? Das Skelett des Neugeborenen ist bei einem ausgeprägten Vitamin-D-Mangel der Mutter in der Schwangerschaft so zerbrechlich, dass selbst geringe Traumen oder das Hochheben an den Armen bereits zur Ausbildung von Frakturen führen – wohlgemerkt ohne eine Kindesmisshandlung. Wird das Kind nun wegen der mit den Frakturen verbundenen Beschwerden auffällig, bringen die besorgten Eltern es in die Klinik. Dort wird das Kind in aller Regel geröntgt und die Frakturen werden entdeckt. Die für die Differenzialdiagnose hilfreiche Bestimmung des Vitamin-D-Spiegels des Kindes erfolgt jedoch nicht.

Da bedingt durch die „Ausrottung" der Rachitis in den letzten Jahrzehnten auf der Basis einer konsequenten Vitamin-D-Supplementation im ersten Lebensjahr weder der Radiologe noch der später hinzugezogene Gerichtsmediziner über Erfahrungen in der Differenzialdiagnose zwischen traumatischen und rachitischen Frakturen/Umbauzonen verfügt, wird prompt die Diagnose einer Kindesmisshandlung gestellt. Und dann nimmt das Schicksal seinen Lauf, da die Eltern nicht nur eine Strafanzeige erhalten, sondern auch noch ihr Kind verlieren, das in eine Pflegefamilie kommt. Sicherlich ist die Misshandlung eines Kindes eine Katastrophe. Eine noch größere Katastrophe tritt jedoch ein, wenn drei Menschen infolge eines Justizirrtums unglücklich gemacht werden.

Alle diese Probleme könnten verhindert werden (zusätzlich zu einer langen Liste von Krankheiten), wenn eine konsequente Supplementation der Frauen in der Schwangerschaft erfolgen würde und nicht erst des Kindes nach der Geburt.

9 Neurologische und psychiatrische Erkrankungen

Neurologische und psychiatrische Erkrankungen nehmen eine Sonderposition unter den chronischen Erkrankungen ein. Bereits bei der Erörterung der Krebskrankheiten sind wir auf die unterschiedliche Wahrnehmung und Kommunikation von verschiedenen Krankheiten eingegangen. Noch stärker als Krebskrankheiten werden diese Krankheitsbilder in der Bevölkerung tabuisiert. Die Gründe sind sicherlich sehr vielschichtig und können im Einzelnen hier nicht erörtert werden.

Aber auch in der fachmedizinischen Literatur findet sich bei den neurologischen und psychiatrischen Erkrankungen ein besonderes Phänomen. Hat die Ernährung als Krankheitsursache bei den allgemeinen medizinischen Überlegungen schon einen geringen Stellenwert, so fällt sie bei derartigen Krankheiten praktisch völlig unter den Tisch. Dies ist umso unverständlicher, als das Gehirn das stoffwechselaktivste Organ des Körpers ist. Es macht zwar nur 2 % unseres Körpergewichts aus, verbraucht aber 20 % des Sauerstoffs. Was das Gehirn damit macht, scheint manche Neurologen und Psychiater wenig zu interessieren.

Wir möchten nun nicht behaupten, dass neurologische und psychiatrische Erkrankungen ausschließlich auf eine falsche Ernährung oder Vitamin-D-Mangel zurückzuführen sind. Im internationalen Schrifttum zeichnet sich jedoch ein zunehmendes Interesse an dem Thema Gehirn und Ernährung ab. So wurde 1998 die Zeitschrift *Nutritional Neuroscience* gegründet (ins Deutsche übertragen etwa: Ernährungslehre in der Gehirnforschung). Im Jahr 2005 erschien ein gleichnamiges Buch, in dem die wichtigsten Nährstoffe für die Gehirnzellen und die damit verbundenen Gehirnfunktionen besprochen werden. Ebenfalls 2005 gab Patrick Holford sein Buch *Optimale Ernährung für die Psyche* heraus. In 2014 und 2015 erschienen dann Michael Nehls *Die Alzheimer-Lüge: Die Wahrheit über eine vermeidbare Krankheit* und David Perlmutters *Brain Maker: The Power of Gut Microbes to Heal and Protect Your Brain – for Life*, in dem der Zusammenhang zwischen Ernährung, Darmflora, Bewegung und Gehirngesundheit sehr anschaulich und wissenschaftlich fundiert beschrieben wird.

Es ist uns wichtig, an dieser Stelle nochmals auf den ganzheitlichen Ansatz bei der Entstehung der chronischen Erkrankungen hinzuweisen, der bei der Diagnosestellung in der Schulmedizin leider immer wieder außer Acht gelassen wird (siehe auch Kapitel 12). Das Gehirn ist von den allgemeinen Vorgängen im Körper nicht ausgenommen, auch wenn es sicherlich ein ganz besonderes Organ darstellt.

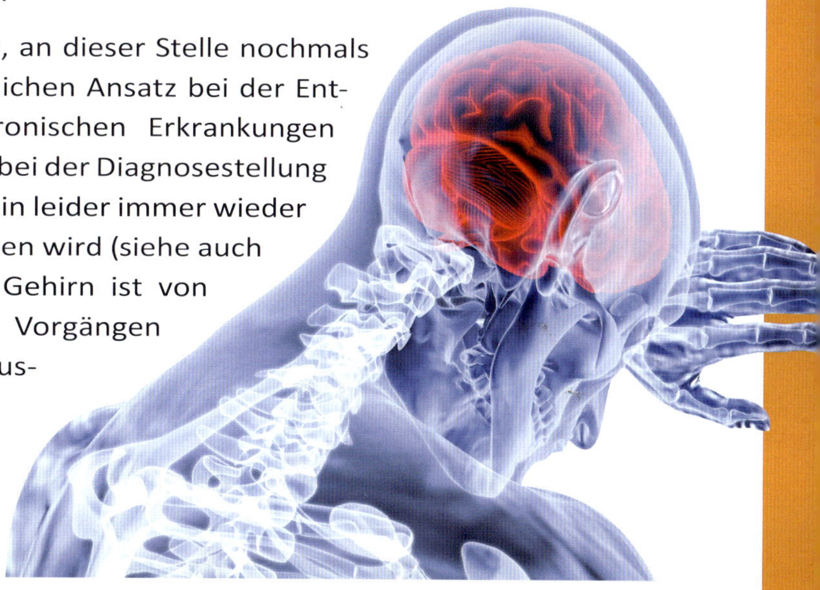

Die Zahlen sind beeindruckend: Es besteht aus bis zu 100 Milliarden Nervenzellen (Neuronen), die mit über einer Trillion Schaltstellen (10^{18}!) miteinander verbunden sind. Ein Neuron ist mit bis zu 30.000 anderen Neuronen vernetzt. Jede dieser Nervenzellen in der Großhirnrinde kann in höchstens zwei Zwischenschritten jedes andere Neuron erreichen. Die Gesamtlänge aller Nervenbahnen unseres Gehirns beträgt 5,8 Millionen Kilometer. Das entspricht 145 Erdumrundungen.

Entsprechend haben die Gehirnzellen auch besondere Fähigkeiten wie zum Beispiel die Produktion von speziellen Botenstoffen, die für unser Wohlbefinden verantwortlich sind. Bekannt geworden ist hier vor allem das Serotonin im Rahmen der Depression. Es gibt sogar spezielle Medikamente gegen einen Mangel an Serotonin.

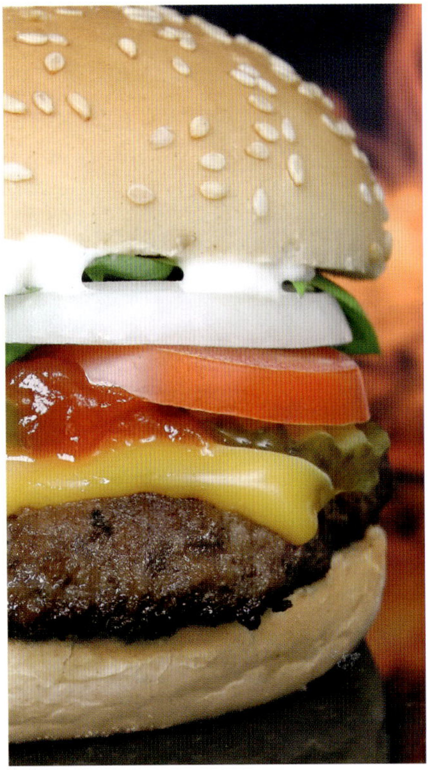

Es ist jedoch aberwitzig anzunehmen, dass die Gehirnzellen dies alles können, ohne einen ausgeglichenen eigenen Stoffwechsel zu haben! Dieser wiederum funktioniert nur, wenn die Zellen die nötigen Bausteine bekommen. Und die Bausteine stammen nun einmal überwiegend aus der Nahrung! Platt ausgedrückt: Wer Junkfood isst, hat dieses dann nicht nur im Magen, sondern hinterher auch im Kopf! So einfach ist das!

Bei Ratten lässt sich experimentell belegen, dass ein solches Ernährungsverhalten sogar Auswirkungen auf den Nachwuchs hat. Wurden schwangere Ratten mit Junkfood gefüttert, hatten ihre Kinder eine einseitige Vorliebe für dieses Futter. Im weiteren Verlauf entwickelten sie nicht nur Übergewicht, sondern auch eine Reihe anderer Störungen.

Nun stammt Vitamin D primär nicht aus der Nahrung, sondern der Körper kann es als Hormon, wie wir gelernt haben, mithilfe von Sonnenlicht selbst herstellen. Diese andere Herkunft ändert jedoch nichts daran, dass praktisch alle Zellen im Körper einschließlich der Hirnzellen durch das Defizit einer solchen Substanz beeinträchtigt werden.

Diese Feststellung wird untermauert durch den Nachweis von Vitamin-D-Rezeptoren in den Zellen zahlreicher Regionen des Gehirns. Basierend auf umfangreichen Forschungsergebnissen ist von vielfältigen Aufgaben und einer ausgesprochenen Schutzfunktion des Sonnenhormons für die Gehirnzellen auszugehen.

Schauen wir uns exemplarisch den Effekt von Vitamin D bei einigen Erkrankungen des Gehirns an:

Multiple Sklerose

Beginnen wir mit der Multiplen Sklerose (MS). Sie ist primär eine entzündliche Erkrankung des zentralen Nervensystems mit einer herdförmigen Entmarkung der Nervenfasern. Dabei wird die Umhüllung der Nervenfasern zerstört, was zu einer Verschlechterung der Nervenleitfähigkeit (im Ernstfall zum kompletten Ausfall) und zu vielfältigen neurologischen Symptomen führt. Die Ursache für diese Schäden liegt wahrscheinlich in einer Autoimmunreaktion.

Bislang wurde geschätzt, dass in Deutschland von der Multiplen Sklerose etwa 100.000 bis 130.000 Personen betroffen sind, Frauen doppelt so häufig wie Männer. Neuere Zahlen des Bundesversicherungsamtes aus 2010 zeigten allerdings, dass im Jahr 2010 mehr als

200.000 gesetzlich Krankenversicherte (GKV) die Diagnose MS aufwiesen. Die MS ist damit eine der häufigsten neurologischen Erkrankungen im frühen Erwachsenenalter. Die Erkrankung tritt schubweise auf und kann bei primär progredientem Verlauf innerhalb von acht bis zehn Jahren zum Tode führen.

Das klinische Bild ist von verschiedenen neurologischen Störungen geprägt: Lähmungen, Sehstörungen und Gangstörungen, zu denen später auch psychische Störungen wie Depressionen und Psychosen hinzukommen können. Mithilfe der modernen bildgebenden Diagnostik (MRT) lassen sich fleckförmige Veränderungen als Zeichen der Zerstörung des Nervengewebes in Gehirn und Rückenmark nachweisen.

Multiple Sklerose wird selten an die Kinder vererbt. Dennoch spielen genetische Faktoren eine wichtige Rolle bei der Autoimmunerkrankung. Wie groß die genetische Disposition bei MS tatsächlich ist, wurde von Forschern des Karolinska-Institutes in Stockholm untersucht – zu ähnlichen Ergebnissen kommt auch das deutsche MS-Register. Die Forscher konnten Daten von insgesamt 28.396 MS-Patienten analysieren. Die Studie zeigte, dass Geschwister von MS-Erkrankten ein siebenfach größeres Risiko hatten, an MS zu erkranken als die Allgemeinbevölkerung. Bei Kindern von MS-Erkrankten war das Risiko um das Fünffache erhöht.

Wie auch bei anderen chronischen Erkrankungen ist die Epigenetik das entscheidende Element. Das heißt, dass Lebensstilfaktoren darüber entscheiden, ob eine genetische Prädisposition zum Tragen kommt oder nicht. Und an dieser Stelle nehmen Vitamin-D-Mangel und fehlendes Sonnenlicht eine besondere Rolle ein. Ferner wird noch eine Beteiligung von Ernährung, mentalen Faktoren, Stress, mangelnder Bewegung und Virusinfektionen als Risikofaktoren diskutiert.

Der Zusammenhang zwischen dem Auftreten von Multipler Sklerose und Breitengraden mit wenig Sonneneinwirkung wird bereits seit längerem diskutiert. Bald gesellten sich auch die ersten Vermutungen hinzu, dass – bedingt durch den nördlichen Breitengrad und die damit verbundene geringere Sonneneinstrahlung – ein Vitamin-D-Mangel als ursächliche Komponente für die Multiple Sklerose anzusehen ist.

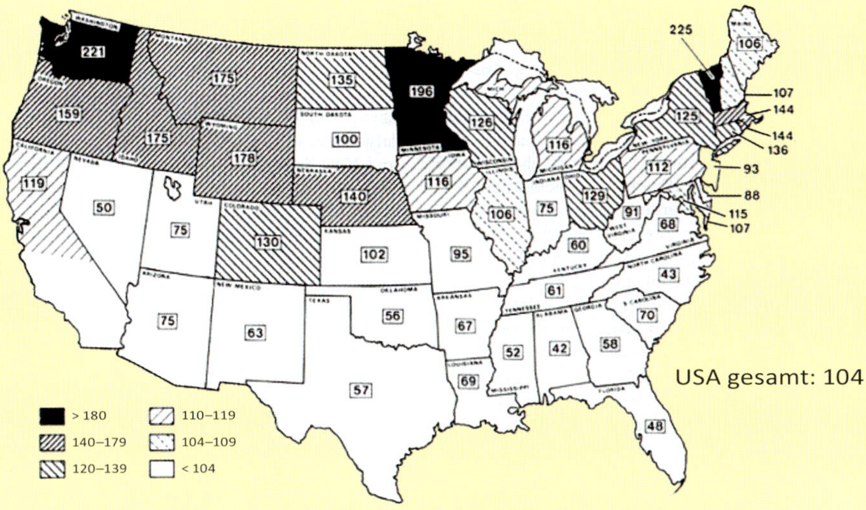

Häufigkeit der Multiplen Sklerose in den USA in Abhängigkeit vom Breitengrad (Kartenmaterial mit freundlicher Genehmigung von Prof. W. Grant, einzusehen auf der Webseite: www.sunarc.org)

Inzwischen liegt nicht nur eine Vielzahl von wissenschaftlichen Untersuchungen vor, die diesen Zusammenhang bestätigen, sondern es wird auch die gezielte Therapie der Erkrankung mit Vitamin D diskutiert. Basis für diese Überlegungen ist eine klinische Studie, in der 12 Patienten mit Multipler Sklerose im klinischen Schub für einen Zeitraum von 28 Wochen Vitamin D in hohen Dosen verabreicht be-

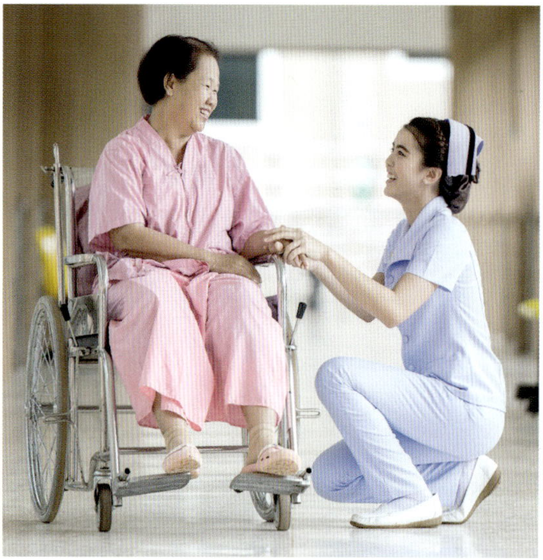

kamen. Die tägliche Zufuhr lag zwischen 4.000 und 40.000 IE Vitamin D.

Die Behandlung wurde ohne Komplikationen und Beschwerden bei den Behandelten durchgeführt. Während sich der klinische Verlauf der Erkrankung kurzfristig nicht änderte, ging die Anzahl der im Gehirn nachweisbaren Herde unter der Therapie auf die Hälfte zurück! Mit diesem Therapieversuch konnte somit nicht nur die gute Verträglichkeit von Vitamin D bei einer Verabreichung in hohen Dosen, sondern auch der direkte Einfluss des Sonnenhormons auf die Multiple Sklerose gezeigt werden.

Was gibt es Neues zur Multiplen Sklerose?

Inzwischen weiß man deutlich mehr über den Zusammenhang zwischen Vitamin D und MS. Vitamin D entfaltet im Gehirn nicht nur immunologische Wirkungen, sondern dringt direkt in die verschiedenen Zelltypen des ZNS ein; Neuronen, Astrozyten, Mikroglia und Oligodendrozyten haben alle Vitamin-D-Rezeptoren (VDR), wodurch das Vitamin an der zentralen Stelle des ZNS wirken kann. Daraus ergeben sich auf neurologischer Ebene verschiedene andere Wirkungsweisen, u.a. neuroprotektiv, neurotrophisch und remyelinisierend (Wiederaufbau der zerstörten Nervenfaserumhüllungen).

Es gilt inzwischen als gesichert, dass eine Supplementierung mit Vitamin D bei Betroffenen, die einen Vitamin-D-Mangel aufweisen, zumindest beim schubförmigen Verlauf der MS die Schubrate signifikant senkt. In einer im Jahr 2017 erschienenen Zusammenfassung zu dieser Thematik wird von einer Schubratensenkung zwischen 50 und 70 % durch den vorteilhaften Effekt von Vitamin D berichtet, allerdings vornehmlich bei gleichzeitiger Behandlung mit Immunmodulatoren (IMT). Die Studie stellt zudem eine Plateaubildung mit Blick auf den sinnvoll zu erreichenden Vitamin-D-Spiegel im Blut fest. Oberhalb von 60 ng/ml wurden keine weiteren positiven Effekte beobachtet.

Aber auch ohne gleichzeitige Behandlung mit IMTs gibt es signifikante Ergebnisse. Schon 2010 wurden in einer Verträglichkeitsstudie deutliche immunmodulatorische Effekte und deutliche Schubratenreduktionen durch hohe Vitamin-D-Gaben beobachtet. Ob der oben erwähnte Plateaueffekt das Ende der Geschichte ist, kann schon heute in Frage gestellt werden. Dieses Thema wird in Kapitel 13 noch ausführlicher behandelt.

Konsequenzen für den Einsatz von Vitamin D in der MS-Behandlung

Eine wichtige und gerade für den behandelnden Arzt entscheidende Studie aus Australien zeigt das u.U. für den Patienten katastrophale Zusammenspiel einer Behandlung mit Interferon-β in Verbindung mit einem ausgeprägten Vitamin-D-Mangel. Die australische Gruppe konnte nachweisen, dass die Schubwahrscheinlichkeit um bis zu einen Faktor 2 steigt, wenn der Vitamin-D-Blutspiegel bei gleichzeitiger Behandlung mit Interferon-β unter 20 ng/ml liegt. Oberhalb dieses Vitamin-D-Wertes verstärken sich die immunmodulierenden Wirkungen von Interferon-β. Aus heutiger Sicht ist daher die Bestimmung des Vitamin-D-Blutwertes vor Einleitung immunmodulierender Maßnahmen zwingend erforderlich. Eine Tatsache, die leider erst langsam Eingang in den neurologischen Behandlungsalltag findet. Ein ähnliches Verhalten konnte in jüngster Zeit auch für die Behandlung mit dem monoklonalen Antikörper-Medikament Natalizumab (Handelsname Tysabri) nachgewiesen werden: eine Verdopplung der Schubhäufigkeit bei Vitamin-D-Spiegeln unter 20 ng/ml (t.b.a). Mehr noch, bei gleichzeitiger Gabe von Vitamin D und Natalizumab nimmt die Schubrate zusätzlich zum Effekt des monoklonalen Antikörpers deutlich ab.

Bei MS-Betroffenen sollte der Vitamin-D-Serumspiegel mindestens zwischen 60 und 90 ng/ml liegen. Zu niedrige Spiegel können durch Supplementation oder Sonneneinfluss ausgeglichen werden. Regelmäßige Sonneneinstrahlung auf möglichst viel Haut, 10–15 Minuten täglich, sind in jedem Fall zusätzlich empfehlenswert, um die anderweitig beschriebenen physiologischen Effekte der Sonneneinstrahlung zu nutzen. So zeigte eine holländische Studie, dass Depressionen bei MS invers mit der Dauer der Sonneneinstrahlung korrelieren, der Vitamin-D-Spiegel alleine aber nur bei höheren Niveaus dieses Verhalten zeigte. Als Erhaltungsdosis haben sich 4.000–5.000 IE täglich (zumindest in den Wintermonaten) als Faustregel bei 70 kg Körpergewicht etabliert. Eine regelmäßige Kontrolle des Vitamin-D-Wertes und zur Sicherheit des Kalziumspiegels (alle drei bis sechs Monate) ist empfehlenswert. Bei einer geplanten Hochdosistherapie (oberhalb von 10.000 IE/d) ist die Begleitung durch einen geschulten Mediziner unumgänglich (siehe Kapitel 13).

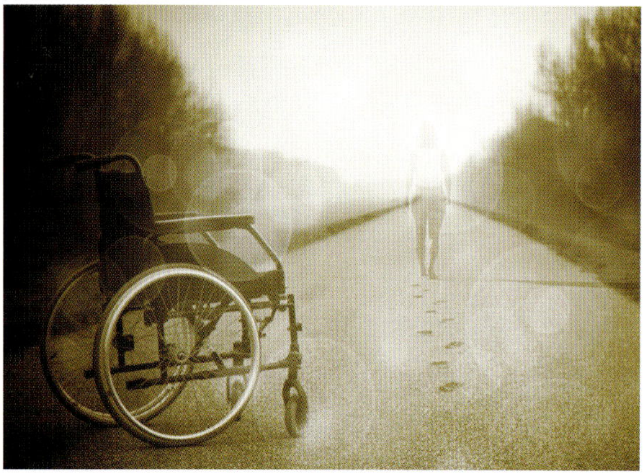

Schizophrenie

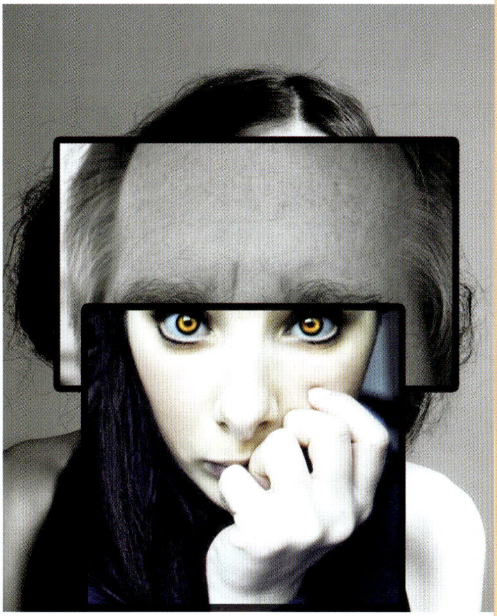

Ein weiteres Krankheitsbild, bei dem Vitamin D eine nicht unbedeutende Rolle spielt, ist die Schizophrenie. In Deutschland durchlebt etwa 1 % der Bevölkerung im Verlaufe des Lebens eine schizophrene Periode. Manifest erkrankt und behandelt werden allerdings lediglich 0,1 ‰ der Bevölkerung. Die Krankheit tritt in der Regel bereits im jungen Erwachsenenalter auf und verursacht durch den langwierigen Verlauf Behandlungskosten in Höhe von 7 Milliarden € jährlich.

Die wesentlichen Symptome sind nicht, wie unzutreffend immer wieder angenommen, eine Bewusstseinsspaltung, sondern zahlreiche Störungen, die das Denken, Sprechen, die Wahrnehmung und die Gefühlswelt der Betroffenen beeinträchtigen und zu Wahnsymptomen führen.

Die Ursachen der Erkrankung sind nicht geklärt, man geht daher von einem multifaktoriellen Geschehen aus. Unter anderem werden eine erbliche Belastung sowie frühkindliche Hirnschäden (z.B. im Rahmen der Geburt) und Virusinfektionen diskutiert. In der bildgebenden Diagnostik finden sich entsprechende Veränderungen in verschiedenen Hirnregionen.

Der erste Hinweis auf eine ursächliche Beteiligung von Vitamin D an der Schizophrenie wurde erst relativ spät, nämlich im Jahr 1999, gefunden. Als Begründung diente nicht nur der Nachweis von Vitamin-

D-Rezeptoren im Gehirn, sondern auch der Zusammenhang zahlreicher anerkannter Risikofaktoren mit der Vitamin-D-Versorgung: So finden sich vermehrt Fälle von Schizophrenie bei im Winter geborenen Kindern, bei dunkelhäutigen Immigranten, die in sonnenarmen nördlichen Breitengraden leben, sowie bei Kindern, die in Städten geboren werden.

Erst etliche Jahre später gelang es den gleichen Wissenschaftlern, diese Vermutung nachhaltig zu untermauern. Über 9.000 erwachsene Finnen mit Geburtsjahr 1966 wurden hinsichtlich ihrer Vitamin-D-Versorgung im ersten Lebensjahr untersucht. Das Risiko, eine Schizophrenie zu entwickeln, betrug für die mit Vitamin D als Nahrungsergänzung versorgten Kinder nur etwa 10 % im Vergleich zu den nicht versorgten Kindern. 2007 konnte mithilfe von Tierversuchen gezeigt werden, dass ein Vitamin-D-Mangel im letzten Drittel der Schwangerschaft zu einer Störung der Gehirnbildung des Embryos führt.

Was gibt es Neues bei der Schizophrenie?

Inzwischen ist man auch bei der Schizophrenie wieder ein Stück weitergekommen. Insbesondere wird derzeit sehr intensiv die Rolle von Vitamin D bei Schizophrenie, Autismus sowie MS angesichts der multiplen Wirkungen von Vitamin D auf die adaptive und angeborene Immunität, die antimikrobielle Abwehr, das Mikrobiom, die Neuroinflammation, das Verhalten und die Neurogenese diskutiert.

Interventionsstudien haben bisher gemischte Ergebnisse gezeigt. Während die bereits erwähnte finnische Studie bei Männern eine Reduzierung des Schizophrenierisikos um 77 % im Vergleich zu denjenigen ergab, die weniger als 2.000 IE/Tag Vitamin D erhielten, ergaben andere Studien, in denen relativ niedrige Vitamin-D-Dosen (1.000 IE/Tag) parallel zu antipsychotisch wirkenden Medikamenten

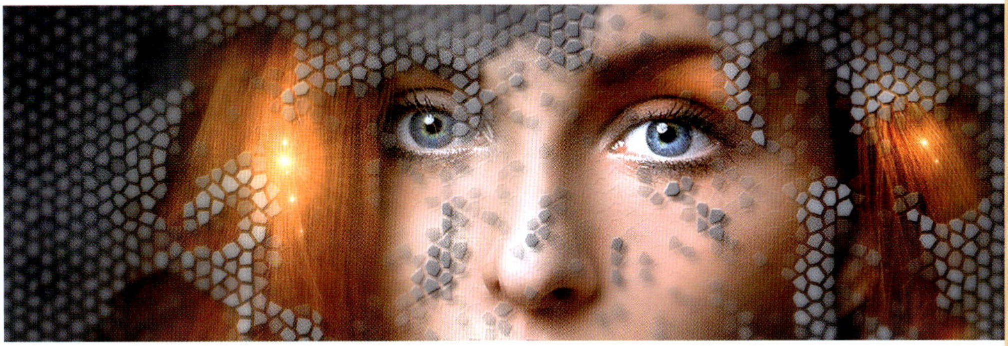

gegeben wurden, keinen zusätzlichen Effekt auf die psychiatrischen Symptome, was aus unserer Sicht aber auch nicht besonders wundert.

Zusammenfassend kann man sagen, dass es einige wenige, aber eindeutige Belege dafür gibt, dass ein Vitamin-D-Mangel als Risikofaktor für Schizophrenie angesehen werden kann. Es sind weitere Forschungen und Längsschnittstudien – gleiches Studiendesign zu verschiedenen Zeitpunkten – zur Klärung dieser Zusammenhänge erforderlich. Entzündliche Reaktionen scheinen aber eine wichtige Rolle in der Ätiologie von Schizophrenie (und auch Autismus) zu spielen. Ob und wie Vitamin D zur Pathophysiologie dieser Erkrankungen beiträgt, ist aber heute noch weitgehend unbekannt.

Auch wenn klinische Studien mit Mikronährstoffen und Vitaminen bei Schizophrenie noch begrenzt sind und uneinheitliche Ergebnisse zeigen, können spezifische Nährstoffe wie Omega-3, Vitamin D und Vitamine der B-Gruppe als komplementäre Strategien bei der Behandlung von Schizophrenie nützlich sein. Durch die Initiierung personalisierter medizinischer Strategien sollte es möglich werden, die Untergruppen von Patienten zu identifizieren, die den größtmöglichen Nutzen aus diätetischen und ernährungsphysiologischen Interventionen ziehen können.

Depression

Die Depression ist das häufigste psychiatrische Krankheitsbild mit erheblichen volkswirtschaftlichen Konsequenzen. Einer ursächlichen Beteiligung von Vitamin D an ihrer Entstehung käme damit eine besondere Bedeutung zu.

Das deutsche Bundesgesundheitsministerium schätzt, dass vier Millionen Deutsche aktuell von einer Depression betroffen sind und gut zehn Millionen Menschen bis zum 65. Lebensjahr irgendwann einmal eine Depression erlitten haben. Im Jahr 2005 standen psychisch bedingte Fehltage bereits an dritter Stelle der Häufigkeitsliste und zeigten eine Zunahme von 400 % in den vergangenen 30 Jahren!

Da die Depression in den Wintermonaten gehäuft auftritt, liegt es nahe, an eine Beteiligung des Sonnenhormons zu denken. Für Nordamerika lässt sich auch eine eindeutige Abhängigkeit der Erkrankung

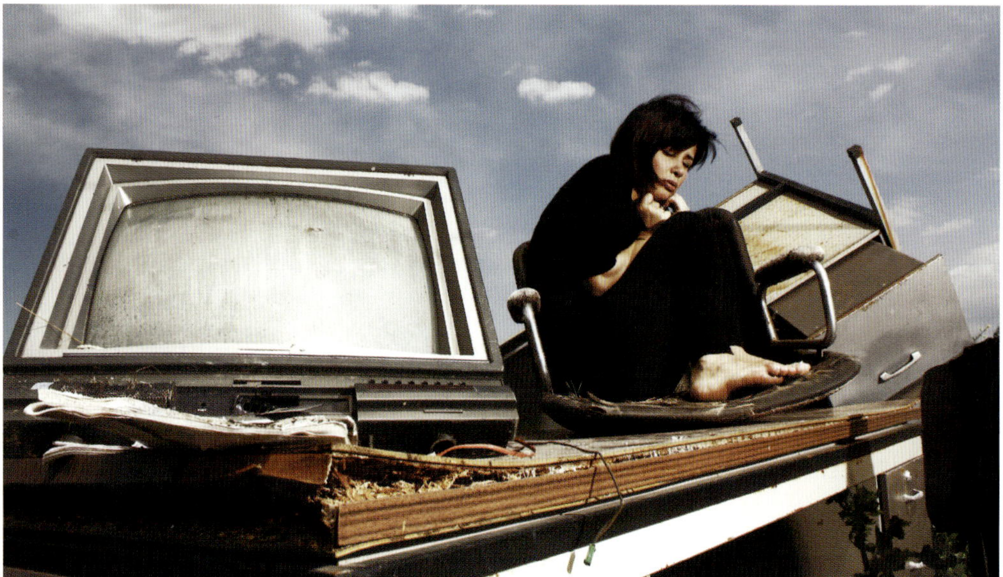

vom Breitengrad nachweisen, während diese Abhängigkeit in Europa nicht signifikant war. Allerdings ist die Häufigkeit der Depression in Amerika bereits doppelt so hoch wie in Europa.

Für die Richtigkeit der These spricht auch, dass die Gabe von Vitamin D in verschiedenen Dosierungen einen positiven Effekt auf die Stimmungslage der Probanden zeigt. Dem widerspricht auch nicht, dass in einer anderen Studie erniedrigte Vitamin-D-Spiegel bei den unterschiedlichsten psychischen Erkrankungen einschließlich Alkoholabhängigkeit gefunden wurden.

Neues zu Depression und Vitamin D

Auch zu diesem Krankheitsbild gibt es Neues zu berichten. In der Neurologie und Psychiatrie entwickelt sich derzeit ein Prozess, den wir als „Neuro(r)evolution" bezeichnen möchten. Die modernen Untersuchungsmöglichkeiten wie MRT und PET bis hin zu molekularbiologischen Laboruntersuchungen und Gensequenzierung zeigen deutlich, dass das Gehirn letztendlich ein „originäres" Organ ist, dessen Zellen wie die aller anderen Organe einen Stoffwechsel haben, um ihre Funktionen auszuüben. Ist dieser Stoffwechsel beeinträchtigt (fehlende Ressourcen des Körpers), ist auch die Funktion der Gehirnzellen beeinträchtigt. Zu deren Funktion gehört jedoch auch das, was man gemeinhin mit dem „Geist" in Verbindung bringt. Eine gestörte Funktion der Gehirnzellen bewirkt also, dass anscheinend unser Geist erkrankt. Die Geisteskrankheiten (neurologisch und psychiatrisch) sind so betrachtet Ausdruck von spezifischen oder allgemeinen Stoffwechselstörungen im Körper, zu denen auch der Vitamin-D-Mangel gehört. Und damit sind wir wieder bei unserem Thema.

Ein im Jahr 2014 veröffentlichter Review kommt daher auch zu vielversprechenden Ergebnissen. Diese systematische Übersicht und Metaanalyse zu Vitamin D und Depressionen verglich Studien mit und ohne medizinisch-biologische Schwachpunkte. Die Höhe der täglichen Vitamin-D-Gaben deckte dabei ein breites Spektrum zwischen 400 IE/Tag bis 18.000 IE/Tag ab. Aus den 15 Studien ohne Schwachpunkte leitete das Autorenteam ab, dass „die in dieser Metaanalyse demonstrierte Effektgröße für Vitamin D bei Depressionen vergleichbar ist mit der Wirkung von Antidepressiva, einer heute etablierten Behandlung von Depressionen."

Aktuell wurde eine erste Untersuchung zur Auswirkung einer gezielten Vitamin-D-Supplementation auf die Depression in Zusammenhang mit Diabetes Typ 2 veröffentlicht. Bei 50 Frauen mit einem Typ-2-Diabetes und deutlicher depressiver Symptomatik fand sich nach fünfmonatiger Gabe von 50.000 IE Vitamin D_2 (Ergocalciferol, das in den USA häufig anstelle von Vitamin D_3 eingesetzt wird) eine deutliche Besserung der depressiven Symptomatik.

Aus unserer Sicht ist das Grund genug, auch bei Patienten mit depressiven Symptomen auf einen guten Vitamin-D-Spiegel (> 40 ng/ml) hinzuwirken.

Demenz

Neuere Studien zeigen eine starke Assoziation zwischen den Ausgangskonzentrationen des Vitamin-D-Spiegels und allen Formen der Demenz. Eine Untersuchung aus dem Jahr 2014 mit älteren Erwachsenen (73–74 Jahre), die frei von Herz-Kreislauf-Erkrankung waren, bestätigte dieses Bild über einen Nachverfolgungszeitraum von 5,6 Jahren. Bei vorliegender Vitamin-D-Insuffizienz (< 10 ng/ml) erhöhte sich das Risiko für die Entwicklung einer Demenzerkrankung um einen Faktor 2,2!

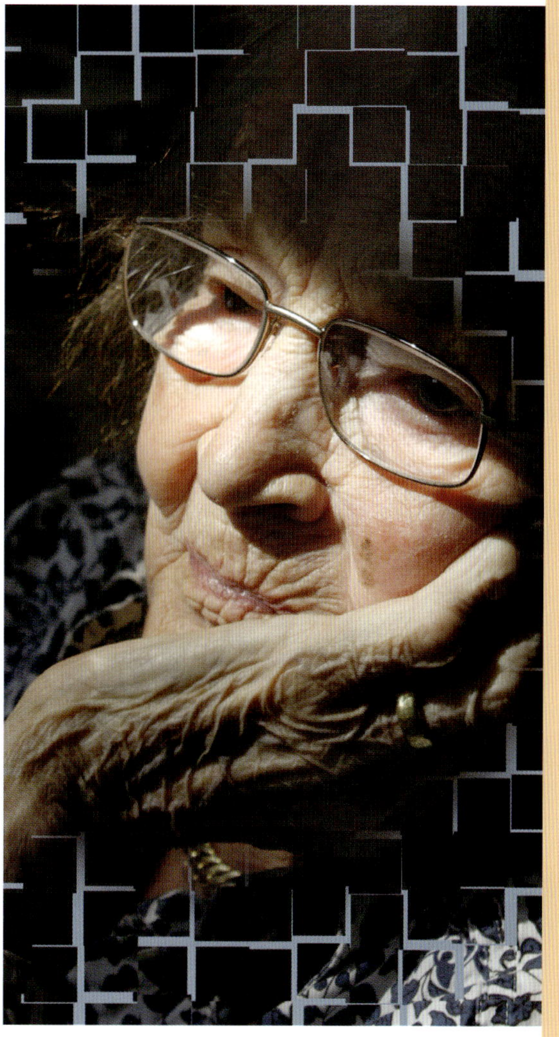

Eine weitere Studie untersuchte den Zusammenhang zwischen Vitamin-D-Insuffizenz, strukturellen Anomalien des Gehirns, kognitivem Verfall und Demenz. Das Ergebnis war eindeutig. Die Werte zeigten – wie zu erwarten – das häufige Auftreten von Vitamin-D-Insuffizienz bei älteren Menschen. Darüber hinaus zeigten diese Daten, dass Afroamerikaner und Hispanoamerikaner eher an Vitamin-D-Insuffizienz oder -Mangel leiden. Unabhängig von Rasse oder Ethnizität, kognitiver Basisfähigkeit und einer Vielzahl anderer Risikofaktoren war die Vitamin-D-Insuffizienz aber mit signifikant schnelleren Rückgängen sowohl des episodischen Gedächtnisses als auch der Leistungsfähigkeit der Exekutivfunktion verbunden, was einem erhöhten Risiko für eine Alzheimer-Demenz gleichkommt.

Fazit: Aus heutiger Sicht ist die Wiederherstellung eines guten Vitamin-D-Spiegels (> 40 ng/ml) bei älteren Menschen aller Wahrscheinlichkeit nach ein wichtiger Faktor bei der Prävention aller Formen der Demenz. Eine Vernachlässigung dieses Faktors wäre sträflich.

10 Sonnenfrust – Hautkrebs

Kein Leben auf der Erde ohne Sonne! An diesem Spruch ist nicht zu rütteln. Also können wir davon ausgehen, dass die Sonne den Evolutionsprozess des Lebens von Anfang an begleitet hat. Umgekehrt bedeutet dies aber auch, dass das Leben – gleich in welcher Form – an die Sonnenstrahlen adaptiert ist, sonst wäre es nicht entstanden oder längst wieder zugrunde gegangen. Wenn es um die Entstehung von Hautkrebs geht, greift die einfache Verteufelung der Sonne, wie sie heute üblich geworden ist, schlicht zu kurz. Es ist daher sinnvoll, sich mit dem Sonnenlicht und speziell mit der UV-Strahlung, die wir zur Vitamin-D-Bildung benötigen, etwas näher auseinanderzusetzen.

Dabei muss man sich klarmachen, dass wir in Bezug auf die UV-Strahlung über weniger als 1 % des breiten Energiespektrums der Sonnenstrahlen sprechen. Die ultraviolette Strahlung des Sonnenlichts unterteilt sich in Abhängigkeit von ihrer Wellenlänge in UVA-, UVB- und UVC-Strahlung. Letztere ist für uns ohne Bedeutung, da sie völlig von der Ozonschicht, die die Erde umgibt, weggefiltert wird. Je nach Witterung und Jahreszeit erreichen jedoch UVA- und UVB-Strahlen den Körper in unterschiedlicher Intensität, wo sie ebenfalls unterschiedliche Wirkungen entfalten. So dringt die UVA-Strahlung tiefer in die Haut ein und kann dort zu Gewebeschäden führen. Ferner löst die UVA-Strahlung eine Aktivierung des Farbpigmentes Melanin in der Haut aus, worauf der rasche Bräunungseffekt zurückzuführen ist.

Durch die Energie der UVB-Strahlung kommt es zu Hautrötung und der etwas später einsetzenden neuen Pigmentbildung. Lang andauernde, intensive Einwirkung führt vermehrt zu weißem Hautkrebs (Basaliom). Dieser tritt zu 70 % im Bereich des Kopfes und hier vorwiegend an den sogenannten Sonnenetagen auf: Stirn, Ohren, Nase, Jochbögen und Lippen. In Kenntnis dieser Zusammenhänge ist die landläufige Empfehlung, Vitamin D durch die Exposition von Gesicht und Händen zu produzieren, nicht nur unrealistisch, da die geringe Hautfläche nicht ausreicht, sondern auch noch unsinnig: Wenn der weiße Hautkrebs vorwiegend im Gesicht entsteht, sollte ich es vor der Sonne schützen und nicht zur Vitamin-D-Produktion nehmen. Die Erfindung einer Kopfbedeckung ist sicherlich nicht primär aus modischen Beweggründen entstanden! Aber solche Binsenweisheiten geraten heute gerne in Vergessenheit. Kommt es durch zu viel UVB-Strahlung zum Sonnenbrand, kann dies zur Bildung von

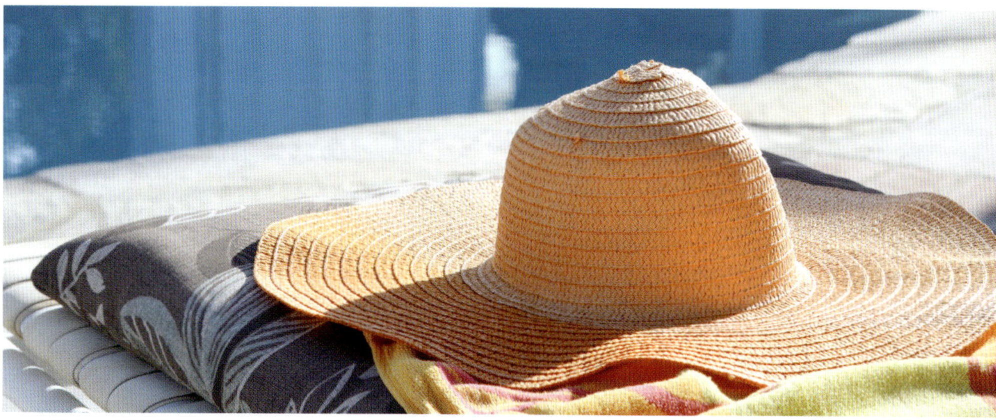

schwarzem und weißem Hautkrebs beitragen. Andererseits wird durch die UVB-Strahlung in der Haut die Reaktion ausgelöst, die zur Produktion von Vitamin D führt, wie bereits am Anfang des Buches dargelegt. Dies wiederum schützt den ganzen Körper vor bösartigen Tumoren. Selbst in der Haut hat das Sonnenhormon daher einen positiven Einfluss auf die Bösartigkeit der Tumore.

Lange Zeit wurde von den Sonnenschutzmitteln nur die UVB-Strahlung abgeblockt. Daher konnten die UVA-Strahlen ungehindert auf die Haut einwirken und Schaden anrichten! Durch diesen Umstand könnten die Sonnenschutzmittel sogar das Gegenteil von dem bewirkt haben, was sie versprachen: anstelle eines Schutzes der Haut die Zunahme von bösartigen Tumoren der Haut in der Bevölkerung, die sich in falscher Sicherheit wähnte.

Bezeichnenderweise hat die Häufigkeit des bösartigen Hautkrebses bereits zugenommen, bevor das vielzitierte Ozonloch entstand. Inzwischen hat die Forschung jedoch „Breitbandspektrum-Sonnenschutzmittel" entwickelt, die sowohl gegen UVA- als auch UVB-Strahlen schützen. Zu der Krebsentstehung in der Haut ist anzumerken, dass der schwarze und der weiße Hautkrebs ganz unterschiedliche Eigenschaften haben. Letzterer ist in der Tat der häufigste bösartige Tumor des Menschen und entsteht durch langfristige übermäßige Sonnenexposition. Allerdings tritt er in der Regel

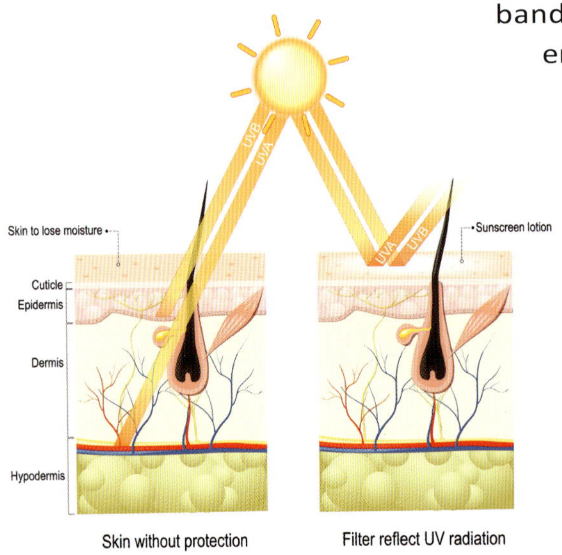

erst in höherem Alter auf, wächst sehr langsam und metastasiert praktisch nie. Er lässt sich darüber hinaus gut behandeln. Daher sterben auch nur 0,5 % der Betroffenen an diesem Tumor.

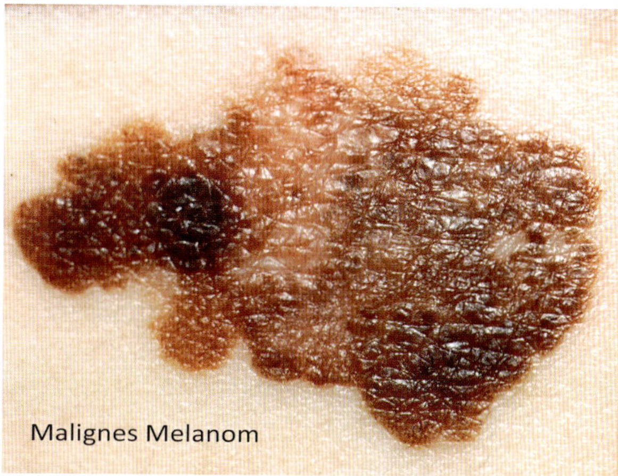
Malignes Melanom

Der sehr bösartige schwarze Hautkrebs (malignes Melanom) verhält sich genau umgekehrt: Er tritt viel seltener auf als der weiße Hautkrebs, metastasiert dafür jedoch sehr rasch und führt in einem hohen Prozentsatz zum Tode. Als Ursache für den schwarzen Hautkrebs werden mehrere Faktoren diskutiert: mehrfacher Sonnenbrand insbesondere in der frühen Kindheit, intensive Sonnenexposition unter Sonnenschutzmitteln, die nur vor UVB-Strahlen schützten, wie bereits erwähnt, und eine erbliche Belastung, insbesondere bei Menschen mit vielen Muttermalen (Nävi).

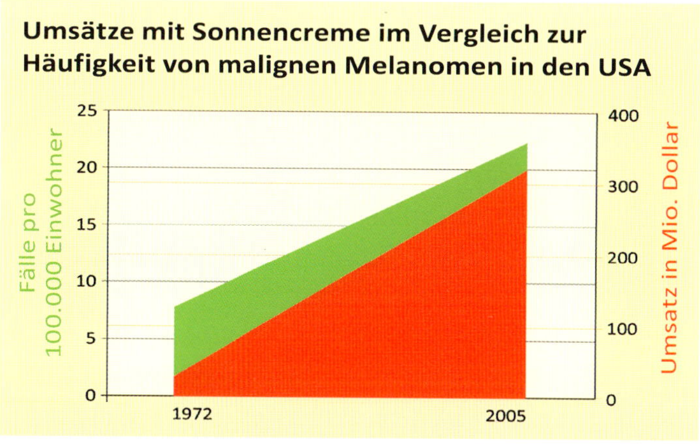

Entwicklung der Verkaufszahlen für Sonnenschutzmittel und Häufigkeit von schwarzem Hautkrebs. Der parallele Verlauf der Entwicklung ist sicherlich kein Beweis für einen ursächlichen Zusammenhang, stimmt jedoch zumindest nachdenklich!

Diese verschiedenen Ursachen erklären, warum Melanome auch bei Menschen auftreten, die sich nicht sonnen, und an Körperstellen, die der Sonne gar nicht ausgesetzt sind. So fanden die beiden schon erwähnten Forscher Cedric Garland und Edward Gorham im Rahmen ihrer Untersuchungen von Angehörigen der amerikanischen Kriegsmarine heraus, dass Soldaten, die auf den Flugzeugträgern auf Deck arbeiteten, ein geringeres Melanomrisiko hatten als diejenigen, die unter Deck arbeiteten.

Auch in Bezug auf die Sonne bewahrheitet sich wieder eine der Weisheiten von Paracelsus, einem der Altmeister der Medizin: „Die Dosis macht das Gift!“ Die Haut verhält sich als Organ nicht anders als andere Organe im Körper. Wird sie mäßig und regelmäßig durch UV-Strahlung „belastet“ und damit trainiert, reagiert sie darauf nicht nur mit einer vermehrten Pigmentbildung, sondern auch mit einer Verdickung der Haut, der sogenannten Lichtschwiele. Diese benötigt für ihre Ausbildung jedoch mehrere Wochen einer regelmäßigen Sonnenexposition, weswegen die meisten Menschen in unserer Zeit es nicht mehr schaffen, diesen natürlichen Sonnenschutz aufzubauen.

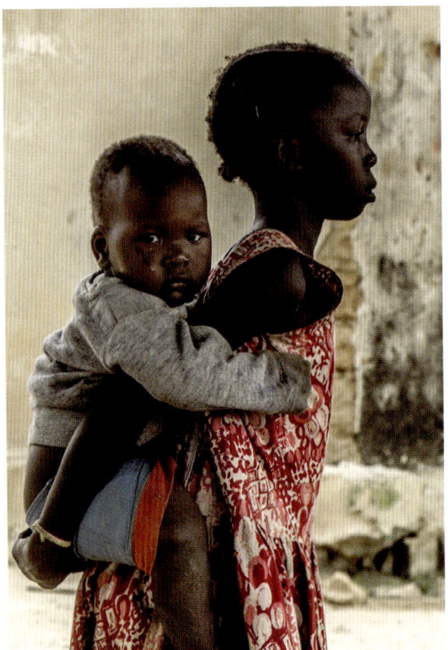

Im Rahmen der menschlichen Entwicklungsgeschichte entstanden in Abhängigkeit von der regionalen Sonnenintensität zahlreiche Varianten der Pigmentierung bis hin zu der schwarzblauen Hautfarbe afrikanischer Völker in Äquatornähe. Dies entspricht dem gleichen Prinzip, nach dem vermehrt belastete Muskulatur mit vermehrter Muskelbildung oder ein trainiertes Gehirn mit vermehrter Nervenzellverknüpfungen reagiert. Hingegen führen kurzfristige Überbelastungen in allen Organsystemen zu Schäden – nicht nur in der Haut.

Eine Sonnenexposition von der Intensität, die zu einem Sonnenbrand führt, sollte daher unbedingt vermieden werden. Maßvolle, regelmäßige Sonnenexposition ist jedoch unsere Hauptquelle für Vitamin D. Vergleicht man unter diesen Vorzeichen das Risiko der Entstehung eines Hautkrebses mit dem Risiko, infolge eines Vitamin-D-Mangels zahlreiche bösartige Tumoren in anderen Organen auszulösen (siehe Kapitel 5), wird klar, warum eine ausreichende Vitamin-D-Versorgung für unsere Gesundheit so wichtig ist.

Einer Untersuchung zufolge profitieren sogar Menschen mit einem schwarzen Hautkrebs von einem ausreichenden Vitamin-D-Spiegel. So zeigen Patienten mit hohen Vitaminspiegeln im Blut ein günstigeres Stadium der bösartigen Tumore und ein langsameres Fortschreiten der Erkrankung. Menschen, die an einem bösartigen Tumor im Sommer operiert werden, haben eine bessere Überlebenschance als die im Winter operierten.

Was gibt es Neues im Bereich der bösartigen Hauttumore?

Bedingt durch die ständig verbesserte Labordiagnostik wächst das Wissen um die einzelnen Stoffwechselprozesse in gesunden und kranken Zellen einschließlich der regulierenden Faktoren immer weiter an und erlaubt Einsichten, die vor wenigen Jahren noch nicht möglich gewesen wären. Beginnen wir wieder mit dem weißen Hautkrebs. Dazu erschien Ende 2017 eine Übersichtsarbeit von Jörg Reichrath, der als Hautarzt an der Universität Homburg im Saarland arbeitet und einer der führenden Vitamin-D-Experten in Deutschland ist.

Die Arbeit erläutert, dass der Funktion der Vitamin-D-Rezeptoren in den Zellen eine besondere Bedeutung zukommt, wie auch schon in einigen vorhergehenden Kapiteln in diesem Buch erwähnt. Sie sind die Voraussetzung dafür, dass das Sonnenhormon seine Wirkung in der Zelle in Verbindung mit verschiedenen anderen Zellelementen ausüben kann. Nun hat sich gezeigt, dass diese Vitamin-D-Rezeptoren auch in den Zellen des weißen Hautkrebses reichlich vorhanden sind. Dies bedeutet, dass das Sonnenhormon dort ebenfalls seine schon geschilderte klassische tumorhemmende Wirkung entfalten kann. Dazu gehört unter anderem die Reparatur der durch das Sonnenlicht in den Hautzellen geschädigten Erbsubstanz.

Auch in Bezug auf den schwarzen Hautkrebs gibt es Neues zu berichten. So bestätigt eine Arbeitsgruppe aus Australien frühere Berichte, dass höhere Vitamin-D-Spiegel mit einer besseren Prognose für Patienten mit einem malignen Melanom verbunden sind. Die Werte des Sonnenhormons lagen regelmäßig höher, wenn der Tumor nicht ulzerös verändert war, eine geringere Dicke und eine geringere Zahl von Zellteilungen aufwies.

Zu einer ähnlichen Einschätzung kommt eine Arbeitsgruppe aus den USA. Bei den von ihr untersuchten Patienten war ein Vitamin-D-Mangel ebenfalls mit einem fortgeschrittenen Stadium des Tumors, der Ulzeration und einer höheren Zellteilungsrate verbunden. Zusätzlich fand sie eine um den Faktor zwei erhöhte Sterblichkeit für Patienten, die unter einem Vitamin-D-Mangel eine Metastasierung entwickelten. Sank der Vitamin-D-Spiegel unter einer Metastasierung noch ab (< 20 ng/ml), erhöhte sich die Sterblichkeit sogar um den Faktor vier.

Aber auch beim malignen Melanom rücken die Vitamin-D-Rezeptoren immer mehr in das Zentrum der Forschungsinteressen, da sie für verschiedene Interaktionen des Sonnenhormons in der Zelle verantwortlich sind. Insbesondere gilt dies auch für die schon in den vorangegangenen Kapiteln erwähnten geringfügigen genetischen Veränderungen (Polymorphismen). Ferner kommt offensichtlich dem Vitamin-D-Bindungsprotein und verschiedenen Abbauformen des Sonnenhormons, die ebenfalls Stoffwechselfunktionen haben, eine Bedeutung bei der Entstehung und dem Verlauf des malignen Melanoms zu. In der Übersichtsarbeit einer italienischen Arbeitsgruppe, die Ende 2017 erschien, wird auf die daraus resultierenden therapeutischen Möglichkeiten einer Vitamin-D-Supplementation beim malignen Melanom hingewiesen.

Als Konsequenz aus all diesen neuen Erkenntnissen wurde eine evidenzbasierte klinische Studie angekündigt, in der Patienten mit einem malignen Melanom nach der Operation eine Behandlung mit 100.000 IE Vitamin D pro Monat erhalten. Jeweils nach sechs Monaten sollen der Vitamin-D-Spiegel und im weiteren Verlauf die Entwicklung der Erkrankung dokumentiert werden. Die Initiatoren der Studie begründen ihre Untersuchung wie folgt: Wenn wir die Hypothese bestätigen können, dass eine Vitamin-D-Supplementation

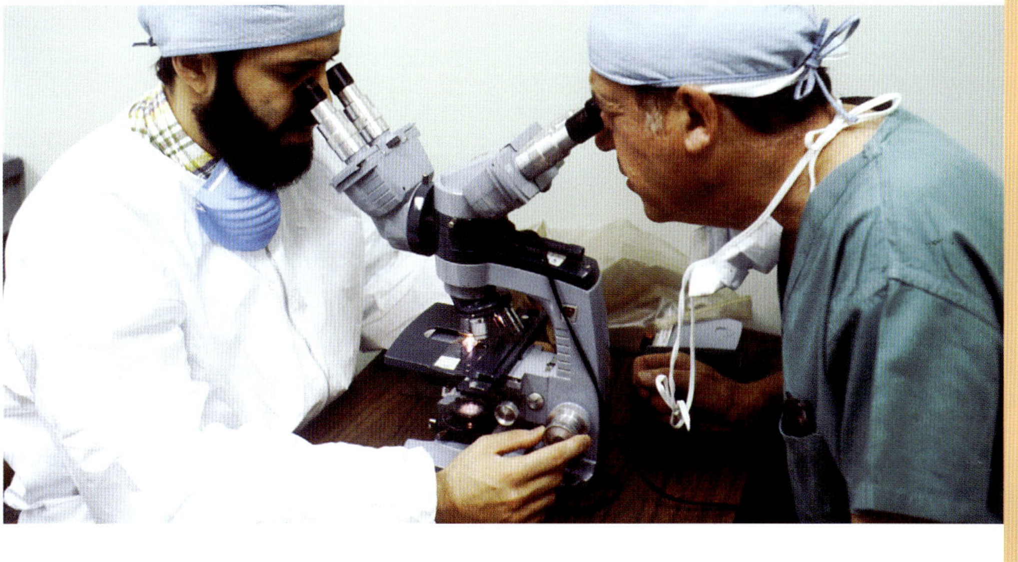

nach der Entfernung des malignen Melanoms einen schützenden Effekt gegen ein Rezidiv bzw. eine Metastasierung hat, würde dies nicht nur zu einem verbesserten klinischen Ergebnis, sondern auch zu einer Verbesserung der Lebensqualität der Betroffenen sowie einer Verringerung verlorener Lebens- und Berufsjahre und damit zu einer Senkung der Kosten im Gesundheitswesen führen.

Diese Ansicht aufgrund modernster Laboranalysen wird gestützt durch Befunde herkömmlicher epidemiologischer Untersuchungen. In einer schwedischen Melanomstudie wurden 30.000 Frauen 20 Jahre kontrolliert, um zu dokumentieren, dass eine vermehrte Sonnenexposition schädlich ist. Allerdings ergab die Auswertung unerwarteterweise genau das Gegenteil: Die „Sonnenvermeider“ hatten im Vergleich zu den „Sonnenanbetern“ eine doppelt so hohes Risiko, vorzeitig zu versterben. Die weitere Auswertung der Daten ergab sogar, dass die negativen Folgen einer unzureichenden Sonnenexposition genauso groß sind wie Folgen des unsinnigen Rauchens! Wer hätte das gedacht?

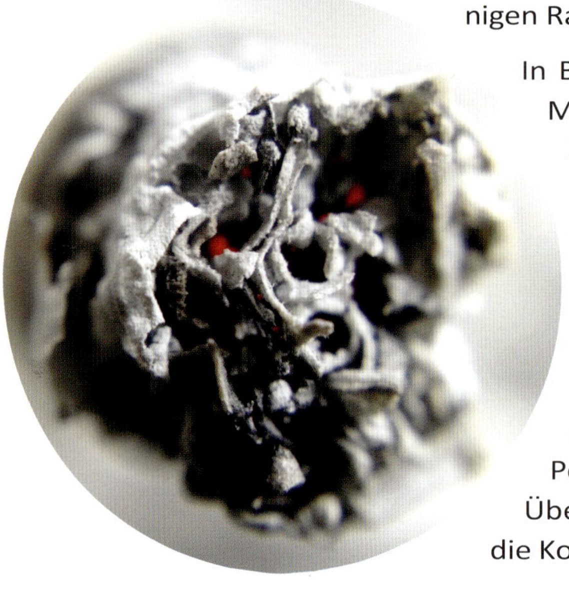

In Bezug auf Rauchen und malignes Melanom legte ebenfalls im Jahr 2017 eine andere italienische Untersuchungsgruppe nochmals nach: Sie verglich bei Patienten mit einem schwarzen Hautkrebs folgende Risikofaktoren in Bezug auf die Wahrscheinlichkeit, diesen bösartigen Tumor zu entwickeln: Vitamin-D-Rezeptor-Polymorphismen, Rauchen und Übergewicht. Dabei zeigte sich, dass die Kombination einzelner oder mehrerer Risikofaktoren ganz erhebliche Konsequenzen hatte: Ein über 20 Jahre währender Tabakkonsum alleine ergab ein doppeltes Risiko, jedoch in Verbindung mit einer bestimmten Konstellation von Gen-Polymorphismen bereits ein fünffaches Risiko. Kam noch Übergewicht dazu, führte die Dreifachkombination je nach Gen-Konstellation zu einem neun- bis zwölffachen Risiko.

Wer hätte das gedacht, nachdem bislang immer nur die Sonne – egal, ob die natürliche und die künstliche im Solarium – im Verdacht stand, den bösen Hautkrebs auszulösen. Wir werden in Kapitel 12 auf diesen wichtigen Aspekt der krankheitsfördernden Wirkung durch die Kombination mehrerer Risikofaktoren noch näher eingehen.

Eine weitere aktuelle Studie aus 2018 entlastet die künstliche Sonne von dem schon zitierten „ewigen" Verdacht, für den schwarzen Hautkrebs verantwortlich zu sein. Sie stammt ebenfalls von der Arbeitsgruppe um Jörg Reichrath von der dermatologischen Klinik der Universität Homburg und kommt zu folgendem Ergebnis: „Die derzeitige wissenschaftliche Datenlage beruht überwiegend auf Beobachtungsstudien von eingeschränkter Datenqualität, die Assoziationen berichten, jedoch keine Ursächlichkeit beweisen können. Derzeit gibt es somit keine überzeugende Evidenz, dass eine moderate und verantwortungsvolle Nutzung des Solariums das Melanomrisiko erhöht."

Welch eine Perspektive: Am Ende des Kapitels, das eigentlich die dunklen Seiten der Sonne beleuchten sollte, stellt sich heraus, dass die Natur über Millionen von Jahren gelernt hat, mit der Leben spendenden Sonne umzugehen: Ein eleganter Schachzug der Natur, mit der Entstehung einer Schädigung auch gleichzeitig deren Reparatur zu organisieren! Mit dieser Erkenntnis eröffnen sich neue Möglichkeiten, Vitamin D auch zur Vorbeugung und Behandlung sowohl des schwarzen als auch des weißen Hautkrebses einzusetzen.

11

Sonnenlust – Woher bekomme ich mein Vitamin D?

Bevor wir uns nach möglichen und sinnvollen Quellen für Vitamin D umschauen, sollten wir wissen, wie viel wir denn überhaupt davon benötigen. Umfangreiche Untersuchungen weltweit haben zu den Beurteilungen des Vitamin-D-Spiegels in der nachfolgenden Tabelle geführt.

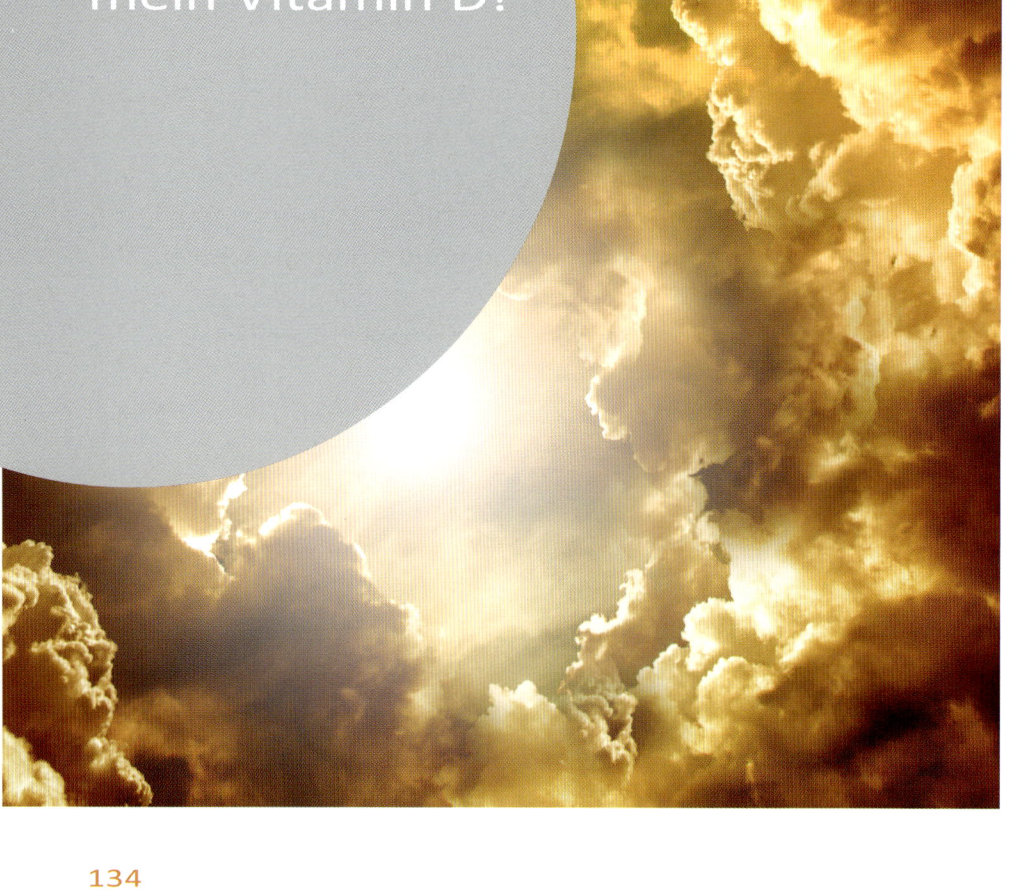

Vitamin-D-Spiegel im Blut und ihre Beurteilung		
25-(OH)-D-Spiegel (ng/ml)	**25-(OH)-D-Spiegel (nmol/l)**	**Beurteilung**
< 20	< 50	Absoluter Mangel
20–30	50–80	Relativer Mangel
30–100	80–250	Regelrechte Versorgung
54–90	135–225	Normal in Sonnenländern
> 100	> 250	Übermaß
> 150	> 325	Intoxikation

Vitamin-D-Spiegel im Blut und deren Beurteilung

Angegeben ist jeweils der Messbereich in ng/ml und nmol/l, da die Ergebnisse verschiedener Labore unterschiedlich dokumentiert werden. Beide Angaben entsprechen sich jedoch mit einem (gerundeten) Umrechnungsfaktor: ng/ml × 2,5 = nmol/l.

Wenn wir jetzt unsere Zielgröße für Vitamin D im Blut kennen (etwa 40 ng/ml), ergibt sich die Frage: „Wie viel Vitamin D brauche ich täglich, um diesen Spiegel aufrecht zu erhalten?" Diese Frage wird zwischenzeitlich von den Fachleuten weitestgehend übereinstimmend beantwortet: Rund 4.000 IE pro Tag für eine Person mit einem Körpergewicht von 70 kg! Daran schließt sich natürlich gleich die nächste Frage an: „Und woher bekomme ich diese Menge?"

Dazu bieten sich verschiedene Möglichkeiten an. Eine ausreichende Aufnahme mit der Nahrung ist nur durch „Extremdiäten" wie bei den Eskimos möglich, die stark nährstoffhaltige Innereien wie die Leber der erjagten Tiere verzehren. (Die älteren Mitbürger erinnern sich vielleicht noch an den täglichen Löffel mit dem scheußlichen Lebertran, den wir als Kinder gegen die Rachitis bekommen haben.)

Unsere übliche Ernährung einschließlich der bislang eher zaghaften Versuche, einzelnen Nahrungsmitteln Vitamin D zuzusetzen, reicht bei weitem nicht aus, um die Versorgung des Körpers mit Vitamin D sicherzustellen. Entsprechend findet sich in den Referenzwerten für die Nährstoffzufuhr der Deutschen, Österreichischen und Schweizer Ernährungsgesellschaften aus dem Jahr 2001 für Vitamin D lediglich eine Zufuhrempfehlung von 5 bis 10 µg/Tag. Das entspricht 200–400 IE Vitamin D und ist absolut nicht ausreichend!

Mögliche Maßnahmen zur Verbesserung des Vitamin-D-Spiegels im Blut

1. Das maßvolle, regelmäßige Einwirken der Sonne auf die Haut
2. Der ausreichende Zusatz von Vitamin D in Nahrungsmitteln
3. Individuelle Zufuhr von künstlichem Vitamin D
4. Das maßvolle, regelmäßige Einwirken künstlicher UVB-Strahlen

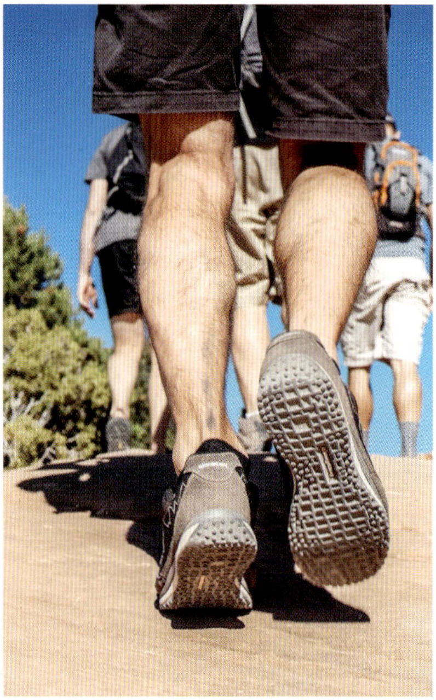

Jeder einzelne der Vorschläge in obiger Tabelle ist zwar geeignet, eine korrekte Versorgung des Körpers mit Vitamin D sicherzustellen, sieht sich jedoch sogleich konfrontiert mit zahlreichen Bedenkenträgern. Gegen den Einsatz der UV-Strahlen (sowohl natürliches als auch künstliches Sonnenlicht) wenden sich vor allem die Hautärzte, die auf das Risiko der Entwicklung von bösartigen Hauttumoren verweisen.

Einsichtige Dermatologen mahnen allerdings zur Vernunft: „Dermatologen und andere Kliniker müssen akzeptieren, dass es eine überzeugende Beweislage gibt, dass der nützliche Effekt der UV-Strahlung die schädlichen Folgen mehr als ausgleicht!"

Gegen den großzügigen Einsatz von Vitamin D in Nahrungsmitteln und/oder als individuelle Präparate stehen die derzeit gültigen Richtlinien. Diese begrenzen die offiziell festgelegte „gefahrlose Zufuhr“ für Vitamin D auf 2.000 IE täglich, um eine Überdosierung mit schädlichen Folgen für die Gesundheit zu verhindern.

Nahrungsmittel	µg bzw. IE pro 100 g (1 µg entspricht 40 IE)	
Lebertran	170 µg bis 3.800 µg	6.800 IE bis 152.000 IE
Matjeshering, gesalzen	27 µg	1.080 IE
Räucheraal	21 µg	840 IE
Lachs	16 µg	640 IE
Sardine	11 µg	440 IE
Kalbfleisch	3,8 µg	152 IE
Avocado	3,43 µg	137 IE
Hühnerei	2,9 µg	116 IE
industriell hergestellte Säuglingsmilch in Deutschland	1–2 µg/ 100 kcal	40–80 IE/ 100 kcal
Champignons	1,9 µg	76 IE
Leber (Rind)	1,7 µg	68 IE
Butter	1,2 µg	48 IE
Rahm (Sahne)	1,1 µg	44 IE
Emmentaler	1,1 µg	44 IE
Gorgonzola	1 µg	40 IE
Edamer 40 % Fett i. Tr.	0,29 µg	12 IE
Speisequark 40 % Fett i. Tr.	0,19 µg	8 IE
Vollmilch mind. 3,5 % Fett	0,088 µg	4 IE
Joghurt mind. 3,5 % Fett	0,062 µg	2 IE
Muttermilch	0,01–0,12 µg	0,4–4,8 IE

Der Vitamin-D_3-Gehalt einiger ausgewählter Lebensmittel zeigt die meistens geringe Rolle der Nahrung für die Vitamin-D-Versorgung.

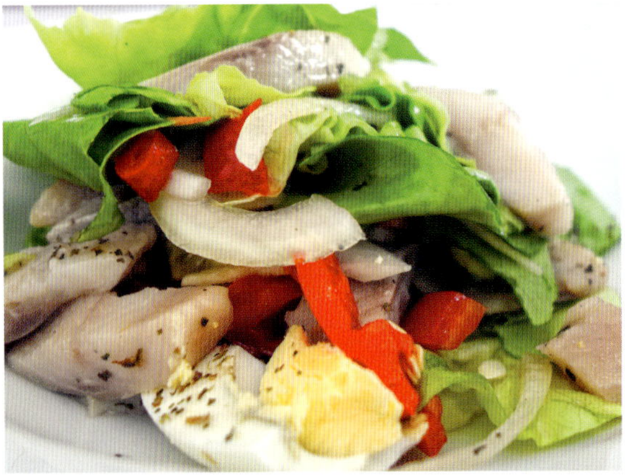

Die wissenschaftlichen Grundlagen für den Grenzwert von 2.000 IE stehen jedoch auf recht wackligen Beinen und wurden durch fundierte Untersuchungen in den letzten Jahren widerlegt. Anstelle der 2.000 IE werden inzwischen 10.000 IE als Grenzwert genannt. Die Änderung von Grenzwerten ist allerdings bekanntlich ein schwieriger und langwieriger Prozess. Er muss dennoch jetzt angestoßen werden, um das Ausmaß der Vitamin-D-Katastrophe baldmöglichst problemlos und nachhaltig durch Ergänzungsmaßnahmen verringern zu können.

Bei den Überlegungen zu Ergänzungsmaßnahmen ist jedoch zu differenzieren, ob eine ganze Bevölkerung, unabhängig von den individuellen Ausgangswerten, mit einer bestimmten zusätzlichen Menge an Vitamin D versorgt oder ob im Einzelfall ein relativer oder absoluter Vitamin-D-Mangel ausgeglichen werden soll.

Ersteres, also die verbesserte Versorgung der allgemeinen Bevölkerung zum Beispiel durch den Zusatz von Vitamin D in Nahrungsmitteln, wird sich nur erreichen lassen, wenn die derzeit gültigen Richtlinien geändert werden. Die zweite Lösung, das heißt die individuelle Verbesserung der Versorgung einer einzelnen Person mit dem Sonnenhormon, ist vergleichsweise leicht zu realisieren.

Dazu bieten sich grundsätzlich zwei Vorgehensweisen an: Bei der weniger aufwändigen, allerdings auch weniger genauen Vorgehensweise wird anhand des individuellen Lebensstils geprüft, ob eine hohe, geringe oder keine Wahrscheinlichkeit für einen Vitamin-D-

Mangel besteht. Die Kriterien für die Einschätzung (Dauer der UV-Exposition, Tageszeit, Jahreszeit, Hauttyp, Breitengrad des Wohnortes etc.) sprengen wieder einmal den Umfang dieses Buches, werden jedoch in dem Werk *Schützendes Sonnenlicht* von Michael F. Holick sehr eingehend beschrieben und lassen sich dort nachlesen.

Personen mit einer hohen Wahrscheinlichkeit für einen Vitamin-D-Mangel, wie z.B. Bewohner eines Altenheims, Menschen mit einer dunklen Hautfarbe oder verhüllender Kleidung, können unter gelegentlicher Kontrolle des Kalziumspiegels im Serum ganzjährig mit 2.000 IE Vitamin D pro Tag versorgt werden. Liegt nur eine geringe Wahrscheinlichkeit für einen Vitamin-D-Mangel vor, sollten zumindest in den Wintermonaten 1.000 IE pro Tag verabreicht werden.

Wer es genauer wissen will und sein Sonnenhormon im Rahmen seiner individuellen Präventionsmaßnahmen optimieren möchte, der kann zunächst den Wert im Blut als Ausgangsbasis für die nachstehende Berechnung bestimmen lassen. Verlaufskontrollen in mehrmonatigen Abständen (einschließlich des Kalziumspiegels) erlauben eine Anpassung der Dosis und eine Absicherung des Vorgehens.

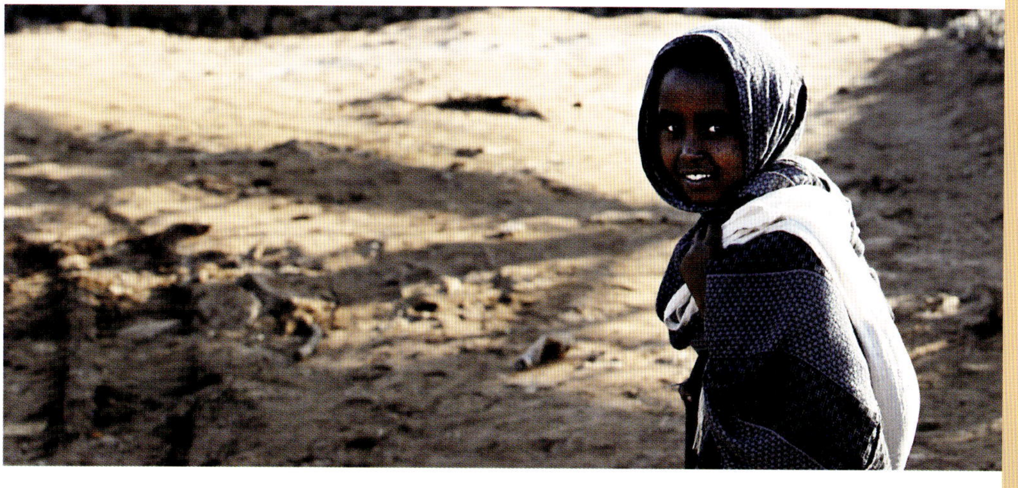

Individuelle Dosierung von Vitamin D bei regelmäßiger Zufuhr
Ausgangsbasis: 100 IE/Tag führen zu einer Erhöhung im Blut von etwa 1 ngl/ml
Berechnungsformel: Zielwert z.B. 40 ng/ml minus Ausgangswert im Blut in ng/ml = zusätzlicher Bedarf in ng/ml Bedarf × 100 IE = erforderliche Dosis in IE/Tag/70 kg Körpergewicht
Beispielrechnung: Zielwert 40 ng/ml minus Ausgangswert im Blut von 15 ng/ml ergibt einen zusätzlichen Bedarf von 25 ng/ml. 25 × 100 IE = 2.500 IE pro Tag und 70 Kg Körpergewicht
Korrektur für Körpergewicht: Individuelles Gewicht geteilt durch 70 kg = Korrekturfaktor Individuelle Dosis = erforderliche Dosis mal Korrekturfaktor
Beispielrechnung: 115 kg geteilt durch 70 kg = 1,5 Korrekturfaktor 2.500 mal 1,5 = 3.750 IE/Tag

Allerdings ist beim Vergleich der inzwischen recht zahlreichen Publikationen zu diesem Thema festzustellen, dass die jeweils neuen Veröffentlichungen einen eindeutigen Trend zu höheren „Normalbereichen" und damit auch höheren individuellen und pauschalen Dosisempfehlungen zeigen.

So schlug die Arbeitsgruppe von John F. Aloia 2008 das folgende pauschale Vorgehen vor: Liegt der Ausgangsspiegel für Vitamin D unter 22 ng/ml, ist eine Gabe von 5.000 IE/Tag angezeigt. Bei einem Ausgangswert von mehr als 22 ng/ml genügen 3.800 IE.

Diesem Trend zu höheren Dosierungen von Vitamin D steht die Sorge entgegen, eine Vergiftung des Körpers mit Vitamin D auszulösen.

Das wesentliche Argument dabei ist der Umstand, dass Vitamin D fettlöslich ist und nicht über die Nieren ausgeschieden werden kann. Was dabei übersehen wird, ist die von der Natur klug eingerichtete Eigenschaft von Vitamin D, als Prohormon nur eine geringe Stoffwechselwirksamkeit zu haben. Erst die aktive Form, die von komplexen Vorgängen gesteuert aus Vitamin D entsteht, hat die umfangreichen und intensiven Wirkungen. Die Situation ist vergleichbar mit den Schilddrüsenhormonen, bei denen die Gabe von Thyroxin (das mit dem Vitamin D vergleichbare Prohormon) selbst in hohen Dosen kaum eine Stoffwechselreaktion auslöst, während selbst kleine Mengen von Triojodthyronin, der aktiven Form des Schilddrüsenhormons, erhebliche Folgen auf den Stoffwechsel haben.

Bereits vor etlichen Jahren wurden daher umfangreiche Untersuchungen bei Patienten mit Multipler Sklerose durchgeführt, die zeigen konnten, dass selbst 40.000 IE Vitamin D täglich über einen längeren Zeitraum eingenommen zwar zu „astronomischen" Blutspiegeln führen, jedoch nicht zu Komplikationen im Sinne einer Hyperkalzämie. Diese und vergleichbare Untersuchungen waren die Basis für die Entwicklung des „Coimbra-Protokolls", einer Hochdosis-Vitamin-D-Therapie, die wir in Kapitel 13 vorstellen werden.

Was gibt es Neues zur Vitamin-D-Versorgung?

Lange Zeit wurde kein Unterschied gemacht, ob die benötigte Menge des Sonnenhormons täglich, wöchentlich oder monatlich zugeführt wurde. Hauptsache, die über die Zeit verabreichte Gesamtdosis stimmte. Dies hat sich seit einer Veröffentlichung der Arbeitsgruppe

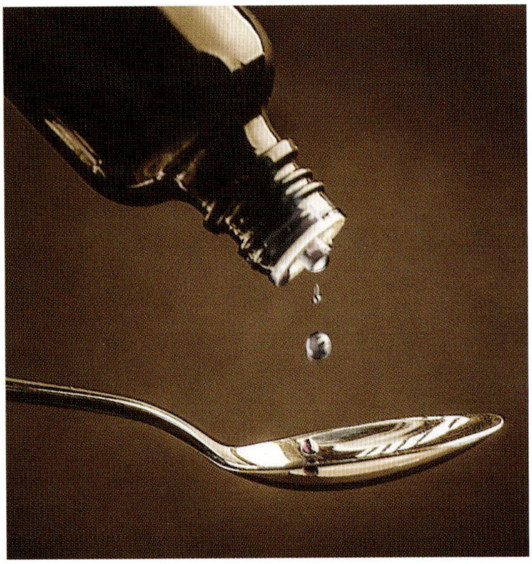

von Bruce Hollis, einem Team von Top-Experten in Sachen Vitamin D aus den USA, gründlich geändert.

Es geht dabei um die hohe Verfügbarkeit von Vitamin D_3 unmittelbar nachdem es in den Körper gelangt ist – unabhängig davon, ob dies durch Sonneneinwirkung oder durch die Einnahme von Vitamin D geschah. Der Grund für dieses Phänomen liegt darin, dass sich das in der Haut neu entstandene oder zugeführte Vitamin D_3 anders verhält als das zirkulierende 25-OH-Vitamin-D. Letzteres ist nahezu völlig an Vitamin-D-Bindungsproteine gebunden und seine freie Fraktion dadurch so niedrig, dass seine Stoffwechselwirkung minimal ist.

Wird Vitamin D_3 hingegen in einer üblichen Dosis von 4.000 IE oder höher pro Tag gegeben, kann es jeweils in seiner freien Form zirkulieren, für alle Zellen zur Verfügung stehen und damit einen bedeutenden Einfluss auf alle Krankheitsprozesse bewirken. Angesichts der kurzen Halbwertszeit von Vitamin D_3 im Blut (24 Stunden) ist daher eine tägliche Zufuhr effektiver als eine Gabe von Vitamin D im Intervall von einer Woche oder gar einem Monat. Die Richtigkeit dieser Empfehlung konnten die Autoren anhand der Überprüfung publizierter Studien mit unterschiedlichen Supplementationsprotokollen eindrucksvoll belegen.

Eine 2017 erschienene Metaanalyse mit 25 evidenzbasierten Studien und über 10.000 Teilnehmern zu Auswirkungen einer Vitamin-D-Supplementation auf akute Atemwegsinfekte bestätigt diese Empfehlung der Arbeitsgruppe von Bruce Hollis. Die Auswertung aller

Patienten unter Vitamin-D-Supplementation ergab eine Risikoreduktion von 12 % für eine akute Erkrankung der Luftwege. Eine Subgruppenanalyse zeigte jedoch für die Patienten unter täglicher oder wöchentlicher Vitamin-D-Gabe eine deutlich höhere Risikoreduktion von 19 %.

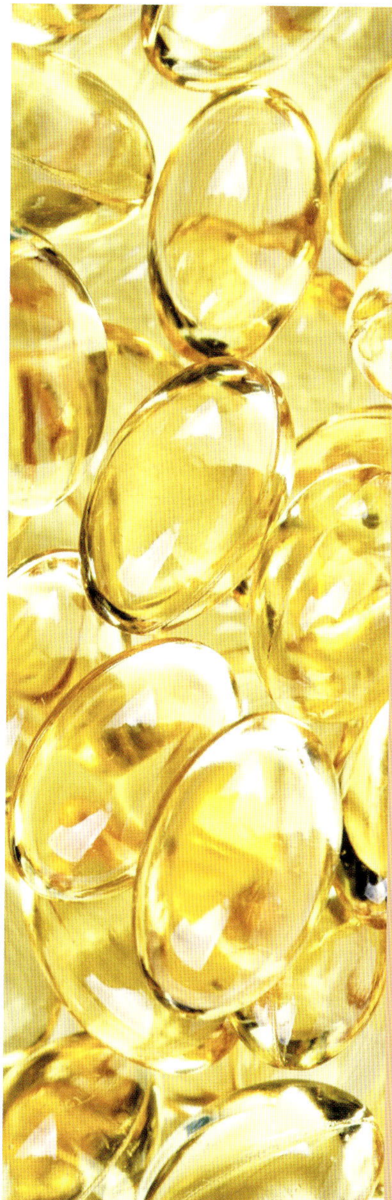

Und noch einen letzten Punkt aus der Praxis für die Praxis wollen wir an dieser Stelle erwähnen. Lange Zeit galt die Meinung, dass es gleichgültig ist, zu welcher Tageszeit Vitamin D eingenommen wird. Dies galt auch für die Frage, ob die Einnahme vor oder nach einer Mahlzeit erfolgen solle. In der Diskussion mit erfahrenen Therapeuten ist jedoch deutlich geworden, dass das fettlösliche Vitamin D bei der Einnahme eine Portion Fett benötigt, um im Darm die Fettresorption anzustoßen – unabhängig davon, ob das Präparat auf öliger Basis hergestellt ist oder nicht. Wer also dem Modetrend folgend alles nur in der „Low-fat"-Variante isst, riskiert eine eingeschränkte Aufnahme des Sonnenhormons aus dem Darm.

Dies sind ganz wesentliche neue Erkenntnisse zur Wirkungsweise von Vitamin D und sollten dringend im Praxisalltag berücksichtigt werden, um den vollen Nutzen einer Supplementation auch zu erreichen.

12

Vitamin-D-Mangel als Teil des Natur-Defizit-Effektes (NDE)

Zu Beginn des 21. Jahrhunderts machen die Forschungsergebnisse zunehmend deutlich, dass der menschliche Körper ein komplexes, nicht lineares, selbstorganisierendes, adaptives System ist, das in konstantem Austausch mit seiner Umwelt steht. Der Mensch ist zudem kein einzelnes Lebewesen, sondern eine Gemeinschaft einer unvorstellbar großen Zahl von Milliarden eigenständiger Zellen, Bakterien, Viren und Pilzen, die jeweils einen Mikrokosmos im Makrokosmos darstellen. Dieses System hat sich im Lauf der Evolution über Millionen von Jahren auf unserem Planeten unter dem konstanten Einfluss seiner Umwelt optimiert und dabei hervorragende Fähigkeiten entwickelt. Die Umwelt entspricht somit einer kontinuierlich arbeitenden „Gebärmutter" der menschlichen Spezies. Dieser Vergleich ist geeignet, die Entstehung der nicht übertragbaren Krankheiten als Versorgungsstörung zu verstehen.

Ein Blick zurück in die Vergangenheit zeigt, dass bereits in früheren Jahrhunderten ähnliche Probleme aus einer gestörten Interaktion von Mensch und Umwelt entstanden sind, obwohl damals noch die Infektionskrankheiten führend waren. So ist die Tuberkulose die Folge der (unmenschlichen, d.h. nicht artgerechten) Lebens-, Ar-

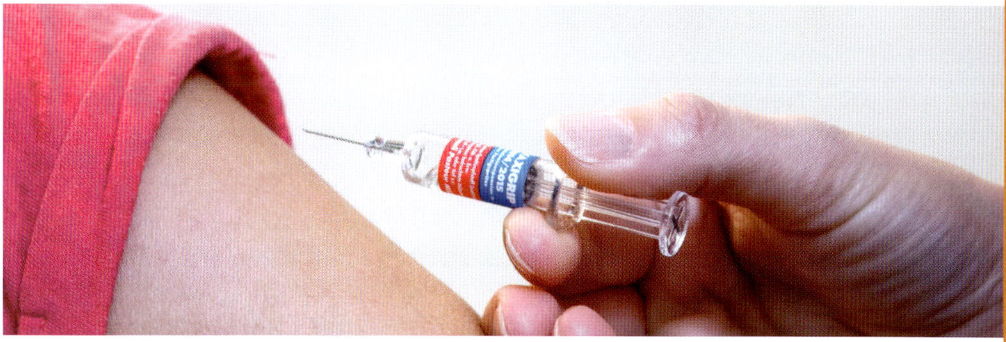

beits- und Umweltverhältnisse gewesen. Entsprechend wurde das Problem nicht von der Medizin durch Antibiotika und Impfungen gelöst, sondern durch Umwelt- und Hygienemaßnahmen. Das Gleiche gilt für das Problem des von Ärzten ausgelösten Kindbettfiebers, das von Ignaz Semmelweis durch Hygienemaßnahmen (Verhaltens- und Verhältnisprävention) gelöst wurde. Die inzwischen fast vergessenen Erkrankungen Skorbut und Beri-Beri waren auf eine vom Menschen im Rahmen des technischen Fortschrittes der Zivilisation verursachte Mangelernährung zurückzuführen und konnten durch Verbesserung der Ressourcen (in diesem Fall veränderte Ernährung) geheilt werden.

Diese zu Recht so genannten Zivilisationserkrankungen werden auch als „nicht übertragbare Krankheiten“ (englisch „Non Communicable Diseases“, NCD) bezeichnet. Sie stellen die modernen „Geißeln der Menschheit“ dar und sind Ausdruck vielfacher Störungen der Steuerung und Logistik des komplexen Systems Mensch. Ausgelöst werden diese Störungen – wie bereits mehrfach dargestellt – durch Veränderungen unserer Umwelt/Lebenswelt. Dabei handelt es sich um eine Fülle von negativen Faktoren (Schadstoffe, Kontaminationen durch die technischen „Errungenschaften“ der Zivilisation) und fehlende positive Faktoren (ehemals vorhandene natürliche Ressourcen). Das Spektrum dieser natürlichen Ressourcen reicht von physikalischen Faktoren (zum Beispiel Schwerkraft und Sonnenlicht inkl. Sonnenhormonproduktion) über Nahrungsbestandteile (zum Beispiel Mikronährstoffe und essentielle Fette) bis hin zu mentalen/kulturellen Faktoren (zum Beispiel soziale Bezüge, die die Stressachse vom Gehirn zum Körper beeinflussen). Dieses Phänomen haben wir als „Natur-Defizit-Effekt" bezeichnet. Die nachfolgende Tabelle zeigt eine (unvollständige) Übersicht der negativen und positiven Faktoren.

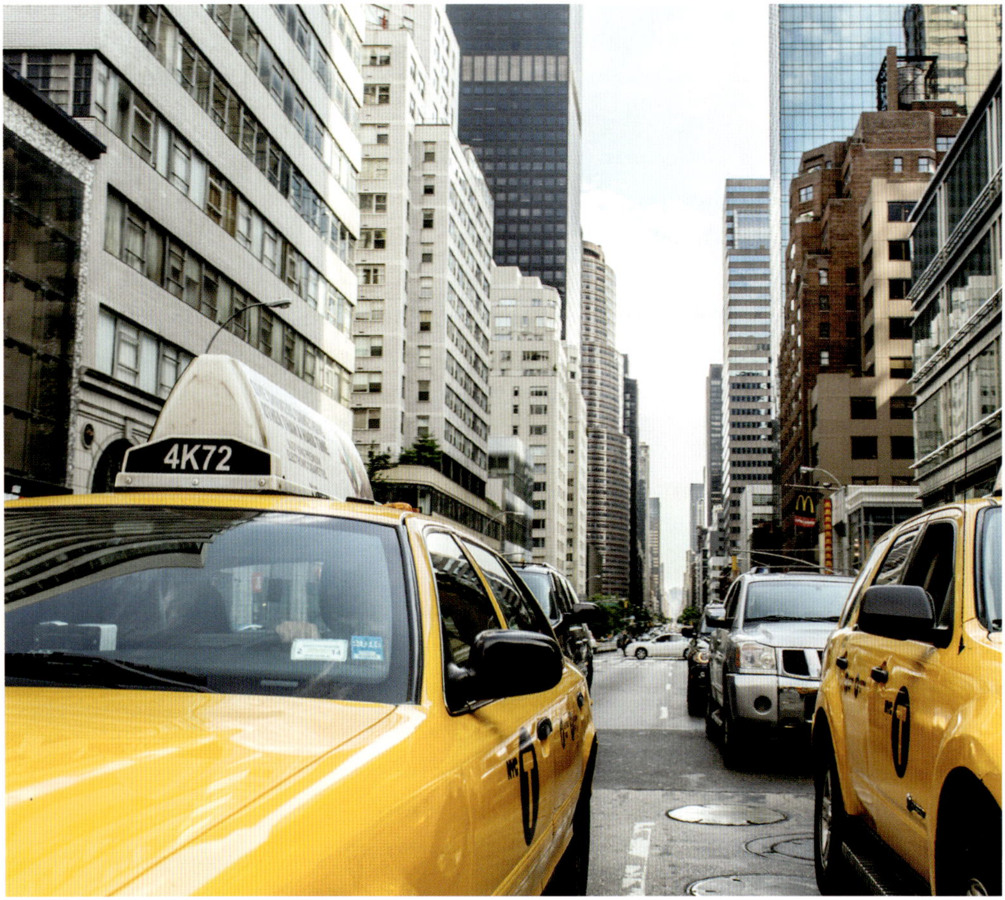

Technische Umwelt	Natürliche Umwelt	Soziale Umwelt
Luftverschmutzung	Licht des Tages (Spektrum)	Sinnhafte Arbeit
Lichtverschmutzung	Stille der Nacht	Sozialkompetenz, Bindung, Liebe
Strahlungsbelastung (E-Smog)	Körperliche Aktivität (Schwerkraft)	Spiritualität
Herbizide/Pestizide	Magnetfeld	Singen und Musizieren
Toxische Substanzen	Mikronährstoffe	Meditation
Medikamente/ Drogen	Mineralien	Inter-Generationen-Lebensgemeinschaft
Wasserverschmutzung	Essenzielle Aminosäuren und Fette	Ruhe, Erholung, Regeneration
Tag-Nacht-Rhythmus	Symbiose mit Bakterien und Viren	Gesundheitskompetenz
Endocrine Disruptors	Hungern/Fasten	Naturheilverfahren

Vielfache negative und positive Einflussfaktoren aus der Umwelt auf unseren Körper (unvollständige Liste)

Für viele der in der Tabelle gelisteten Faktoren gibt es bereits gute Belege, dass jeder einzelne für die Gesundheit einen besonderen positiven Einfluss hat und dessen Mangel die Entstehung fast aller chronischen Krankheiten fördert. Das Gleiche gilt für die Schadstoffexposition.

Natürlich können wir nicht alle diese Punkte hier genauso eingehend besprechen, wie wir das für das Sonnenhormon getan haben. Es ist jedoch wichtig, sich dieser zahlreichen zusätzlichen „Baustellen“ bewusst zu werden und sich mit dem ganzheitlichen Aspekt in der Gesundheitsvorsorge konkret auseinanderzusetzen. Jeder einzelne Faktor belastet bereits den gesamten Körper bei der Aufrechterhaltung der verschiedenen Funktionen seiner Organe. Je nachdem, wie ausgeprägt eine Einzelbelastung ist, kann dies alleine bereits Krankheitssymptome auslösen.

Weitaus häufiger und daher wichtiger ist jedoch die Situation, dass mehrere Defizite zusammen zu einem deutlich gesteigerten Risiko führen, eine der zahlreichen chronischen Erkrankungen zu entwickeln. Diese fatale Multiplikation der Folgen von Defiziten und Schadfaktoren wurde bereits vor einigen Jahren in der internationalen „Interheart-Studie“ über die Entstehung des Herzinfarktes dokumentiert.

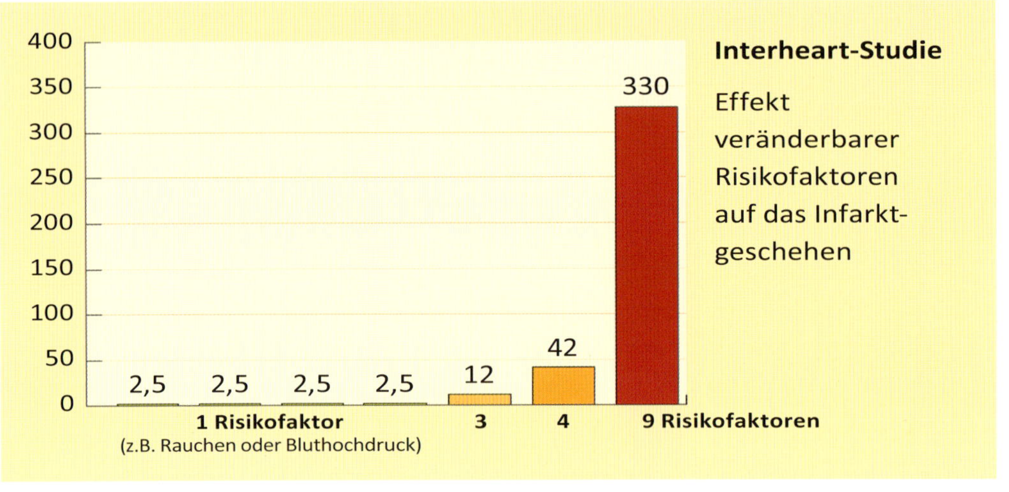

Wesentlicher Anstieg des Risikos, einen Herzinfarkt zu erleiden, in Abhängigkeit von der Zahl der Risikofaktoren. Lagen alle neun Risikofaktoren vor, stieg die Wahrscheinlichkeit, einen Herzinfarkt zu erleiden, um den Faktor 330! (Ergebnisse der Interheart-Studie)

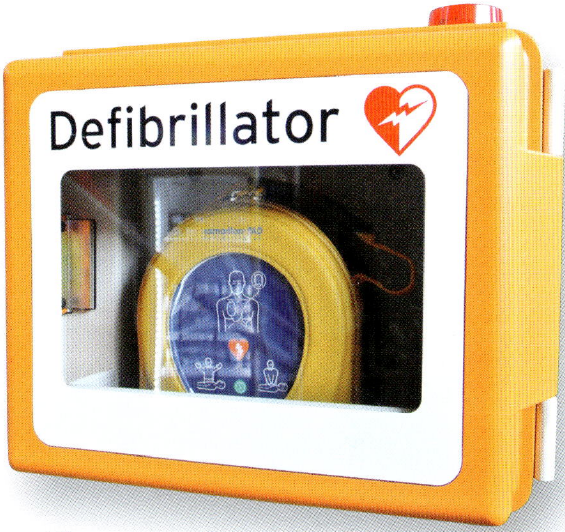

Die Studie untersuchte rund 30.000 Menschen aus der ganzen Welt, die zuvor einen Herzinfarkt erlitten hatten, auf ihre Risikofaktoren. Dabei fanden sich neun Risikofaktoren, die in allen Ländern identisch waren, ganz gleich, ob der Patient in Japan, Australien, Europa oder in Nordamerika lebte – also unabhängig von seinen Genen und abhängig von seinem Lebensstil.

Jedes einzelne Defizit ist für den Körper schon bitter genug. Dank seiner enormen Kompensationsfähigkeit kann er jedoch manchen Verlust oder schädlichen Einfluss über lange Zeit ausgleichen – manchmal sogar jahrzehntelang –, bis das Steuerungssystem dekompensiert und der Mensch subjektiv krank wird, indem er ein Symptom bei sich entdeckt.

Dieses Symptom ist jedoch regelmäßig nur die Spitze des Eisbergs der Funktionsstörung (Krankheit). Der größere Teil – beim Eisberg sind sechs Siebtel unter Wasser – ist jedoch (noch) nicht sichtbar (spürbar) und betrifft regelmäßig den gesamten Körper! Wenn sich die Therapie nun auf die Behandlung des Symptoms beschränkt, sind alle Bemühungen, eine Heilung herbeizuführen, von vornherein zum Scheitern verurteilt – auch wenn das Verschwinden des Symptoms zunächst den Eindruck einer Heilung vortäuscht!

Nur solche Maßnahmen sind dauerhaft erfolgreich, die die Ursache der Funktionsstörung beseitigen und damit dem Übel an die Wurzel gehen! Gerade bei den chronischen Krankheiten sind diese Ursachen jedoch fast immer Defizite im Lebensstil, die den Körper so lange schwächen, bis der Stoffwechsel an einer Schwachstelle endgültig entgleist und mit Krankheitssymptomen reagiert. Diese werden von der immer noch reduktionistisch orientierten Medizin als isolierte Krankheiten interpretiert, sind jedoch regelhaft Ausdruck (Symptom) der gestörten Steuerung des gesamten Systems. Eine symptomorientierte Behandlung kann somit nicht zu einem nachhaltigen Erfolg führen.

Vielmehr müssen die ursächlichen Störungen der Steuerung beseitigt werden. Nur dadurch wird das hocheffiziente System des menschlichen Körpers wieder in die Lage versetzt, seine evolutionären Fähigkeiten zur Regeneration und Selbstheilung zu aktivieren. Diese Fähigkeit ist übrigens auch die Erklärung für das kontrovers diskutierte Thema „Spontanheilung“. Sobald der Körper über die nötigen Ressourcen verfügt, kann der evolutionär in uns allen angelegte „Innere Arzt“ – und nur er – den Heilungsprozess einleiten. Offensichtlich ist in der zeitgenössischen Medizin die alte Spruchweisheit verloren gegangen: medicus curat – natura sanat (der Arzt behandelt – die Natur heilt)!

Das Konzept der „Spitzen-Gesundheit“ zur Kompensation des NDE

Die von der Akademie für menschliche Medizin (AMM, Kontaktdaten im Anhang) auf Initiative der „Gemeinnützigen Deutschen Stiftung für Gesundheitsinformation und Prävention“ (dsgip, Kontaktdaten im Anhang) entwickelte Spitzen-Gesundheit stellt ein neuartiges Ressourcen- und Risikomanagement dar, das insbesondere für den Einsatz im Rahmen des betrieblichen Gesundheitsmanagements geeignet ist: Im Anschluss an die im ersten Schritt zu erhebende Systemanalyse (persönliche Ressourcen und Risiken der Menschen/

Mitarbeiter, aber auch des „Systems Arbeitswelt“) wird im zweiten Schritt nicht das in der Prävention ansonsten übliche symptomorientierte Paket von Verhaltensempfehlungen für die Mitarbeiter geschnürt. Vielmehr wird gemeinsam mit der Unternehmensleitung eine Strategie entwickelt, die vor allem die Optimierung der Verhältnisse in der Arbeitswelt (= Umwelt der Mitarbeiter) zum Ziel hat.

Sodann erfolgt die Einbindung der Mitarbeiter in die neugestaltete/n Lebensräume/Arbeitswelt mit der Möglichkeit, die zusätzlichen Ressourcen zu nutzen. Fehlen diese strategischen Maßnahmen der „Umweltveränderung“ im ersten Schritt im Unternehmen und werden lediglich von den Mitarbeitern Verhaltensänderungen eingefordert, ist der Misserfolg vorprogrammiert – wie die Erfahrungen der Vergangenheit belegen: In aller Regel erreichen die Maßnahmen nur etwa 10 % der Mitarbeiter, die sich ohnehin gesund verhalten. Die restlichen 90 %, auf die es aber ankommt, werden nicht erreicht.

Wird jedoch der/die Lebensraum/Arbeitswelt dahingehend strategisch verändert, dass die benötigten Ressourcen zur Verfügung

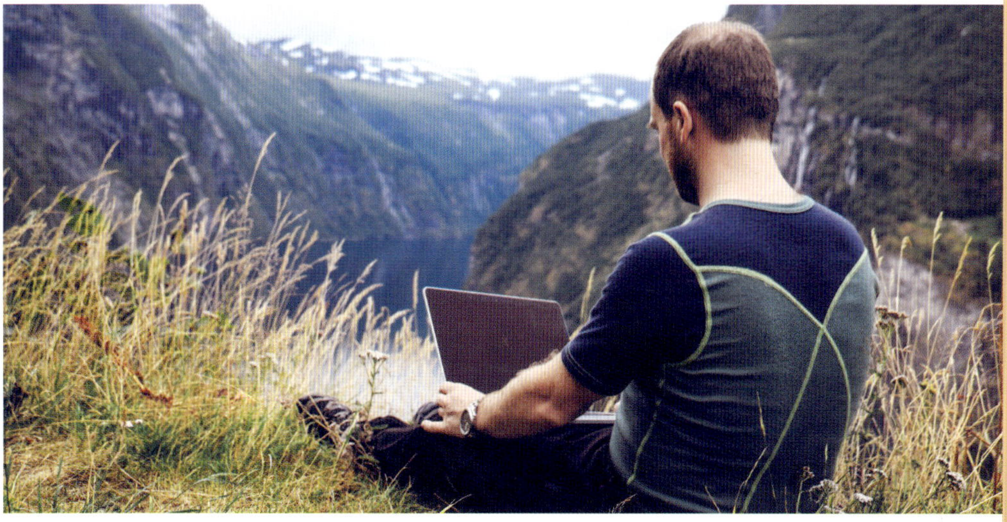

gestellt oder leichter erreichbar werden, dann fällt es den Mitarbeitern leichter, ihr Verhalten umzustellen. Der Synergismus aus Verhältnis- und Verhaltensprävention führt zu einer deutlichen Steigerung des Erfolges der Maßnahmen für die Mitarbeiter (Gesundheit) und damit verbunden zu einer Steigerung der Leistungsfähigkeit für das Unternehmen. In diesem Sinne ist eine konsequente Versorgung der Mitarbeiter mit dem Sonnenhormon Vitamin D eine der ersten und einfachsten Maßnahmen unseres Konzeptes. Wegen der Einbeziehung der Umwelt = Arbeitswelt in das Konzept haben wir die Bezeichnung „Ökologisches Gesundheitsmanagement“ gewählt (siehe Abbildung).

Ökologisches Gesundheitsmanagement

(R)evolutionäre Spitzen-Gesundheit durch individuelle Potentialentfaltung

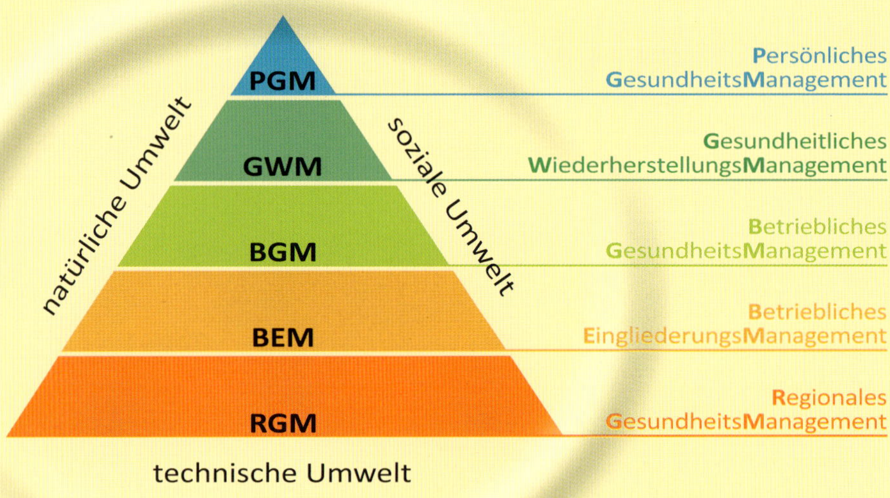

An der Spitze des Ökologischen Gesundheitsmanagements mit seinen verschiedenen Facetten steht der einzelne Mensch.

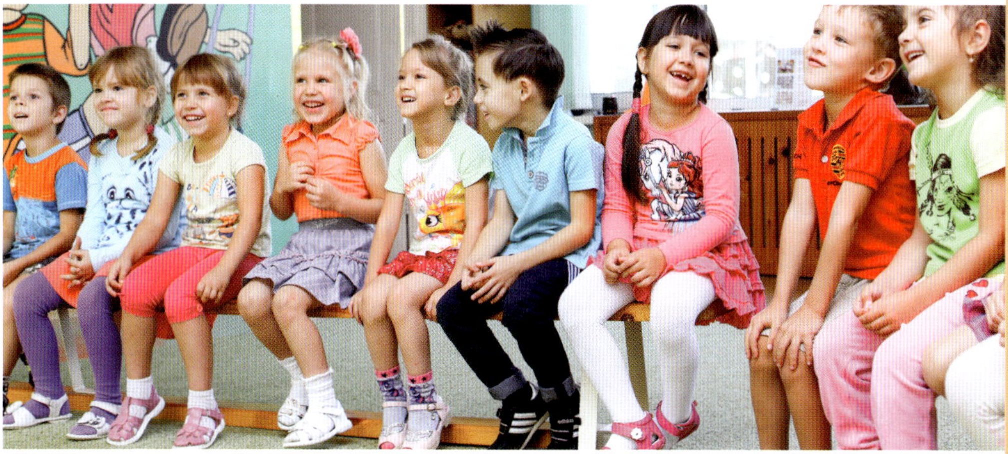

Idealerweise ist das Konzept der „Spitzen-Gesundheit“ jedoch nicht auf die innerbetriebliche Lebenswelt beschränkt, sondern bindet systemübergreifend auch die angrenzenden Lebensräume mit ein, soweit dies mit vertretbarem Aufwand möglich ist (zum Beispiel die Einbeziehung von Familienangehörigen und regionalen Anbietern von weiteren Gesundheitsleistungen, Engagement in der Kommunalpolitik, Betriebskindergarten, Werkschöre etc.). Hinter diesen Überlegungen steht die Erkenntnis, dass die jeweilige Region, in der die Menschen leben und die sie – anders als die große Politik – selbst zu gestalten vermögen, zu einer gesunden Region werden kann, wenn dies systematisch betrieben wird. Eine gesunde Region/Umwelt bedeutet jedoch automatisch gesündere Menschen, gesündere Unternehmen und letztlich eine gesündere Gesellschaft.

Das „Regionale Gesundheits-Management“ hat exakt dies zum Ziel. Das visionäre Konzept sieht vor, dass die Menschen und Institutionen in einer Region (oder einem Stadtviertel) gemeinsam ihre Umwelt artgerechter (menschengerechter) gestalten und damit nachhaltig die Voraussetzungen schaffen, dort zukünftig gesünder leben zu können. Zusätzlich zu der gesünderen physikalischen Umwelt gesellt sich dann durch die gemeinsamen Aktionen auch noch eine Verbesserung der sozialen Umwelt mit vermehrten Sozialkontakten und damit weiter verbesserten Gesundheitschancen.

Es ist sozusagen die nächste Entwicklungsstufe und eine Ergänzung zu einem gelungenen betrieblichen Gesundheitsmanagement. Das visionäre Konzept mit seinem umfangreichen Maßnahmenkatalog zur Umwelt-/Lebensweltoptimierung lässt sich in allen Settings einsetzen – und dies in einem Dorf genauso gut wie in einem Stadtviertel einer Metropole (siehe Abbildung).

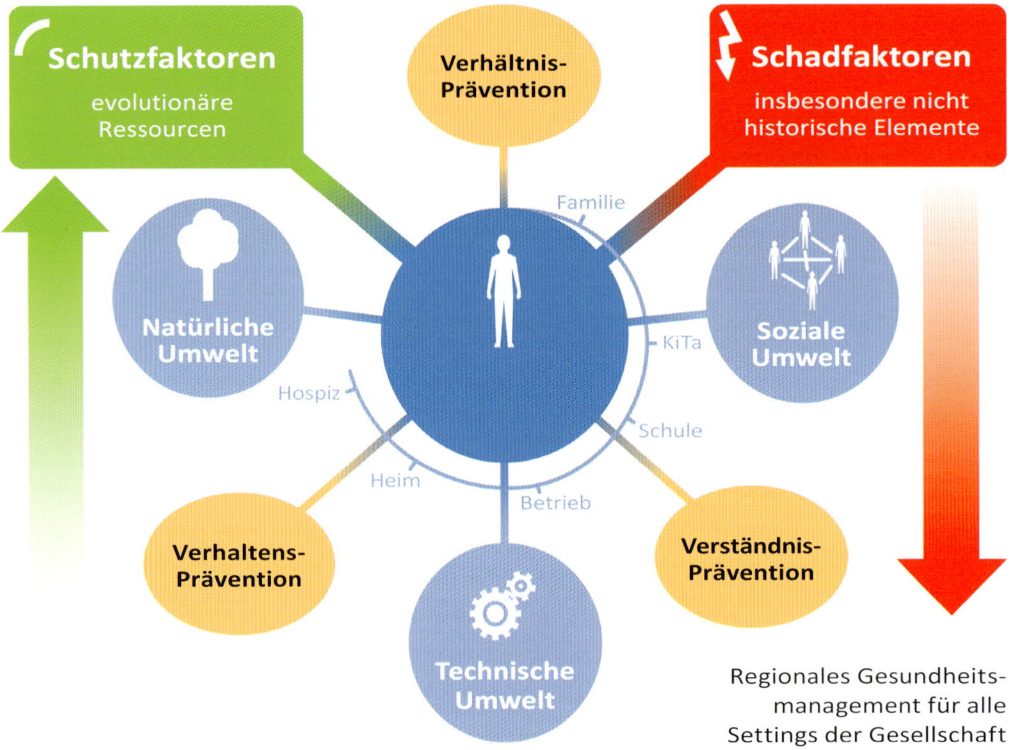

Regionales Gesundheitsmanagement für alle Settings der Gesellschaft

Jeder ist eingeladen, sich in ein solches regionales Gesundheitsmanagement einzubringen oder – falls es so etwas in seiner Umwelt noch nicht gibt – eine Initiative für ein regionales Gesundheitsmanagement zu starten. Wir benötigen eine breite „Graswurzelbewegung im Volk", da wir auf Hilfe und Änderung „von oben" nicht zu hoffen brauchen, auch wenn diese Unterstützung immer wieder angekündigt wird. Ein solches Projekt kann mit ganz einfachen „Modulen" beginnen, wie dem gemeinsamen Singen im Kindergarten oder einer verbesserten Betreuung der Menschen im Altenheim durch ein „artgerechtes" Essen anstelle von vorgefertigter Industrienahrung, die der dort ohnehin drohenden Alzheimer-Demenz noch Vorschub leistet.

Die Kontaktdaten der AMM, der Stiftung und weiterer Institutionen, die bei der Realisation vor Ort hilfreich sein können, finden sich im Anhang.

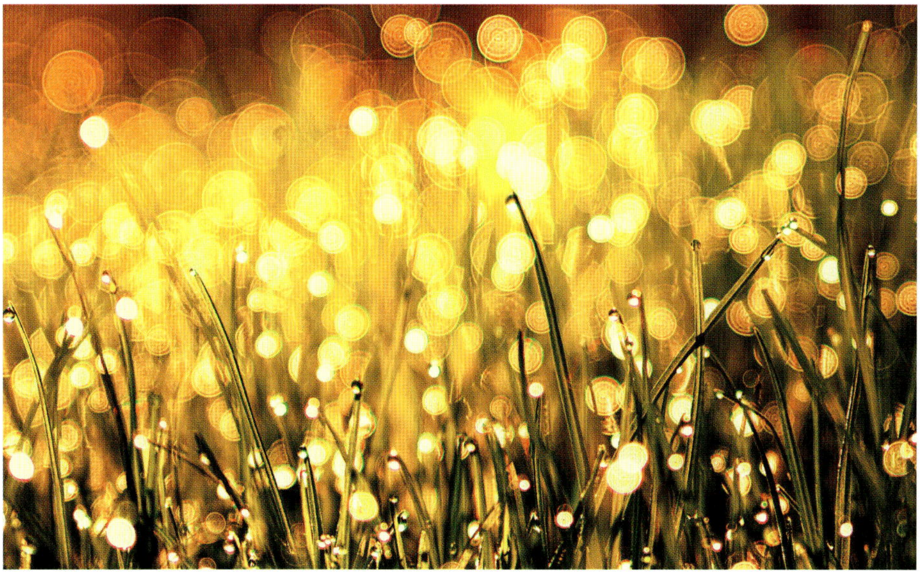

13

Hochdosis-Vitamin-D-Therapie im ganzheitlichen Therapiekonzept bei Autoimmunerkrankungen — Anmerkungen zum Coimbra-Protokoll

Ein häufiges Argument gegen die Einnahme von Vitamin-D-Präparaten ist die Warnung vor einer Vergiftung infolge einer Überdosierung. Dabei werden die von kanadischen Wissenschaftlern bereits vor etlichen Jahren durchgeführten Untersuchungen einfach ignoriert. Hier hatte die Gabe von bis zu 40.000 IE täglich bei Patienten mit Multipler Sklerose zwar zu „toxischen" Werten der Vitamin-D-Spiegel geführt, nicht jedoch zu einer Störung des Kalziumspiegels.

Allerdings ist auch die für Nahrungsergänzungen ungewöhnliche Angabe der

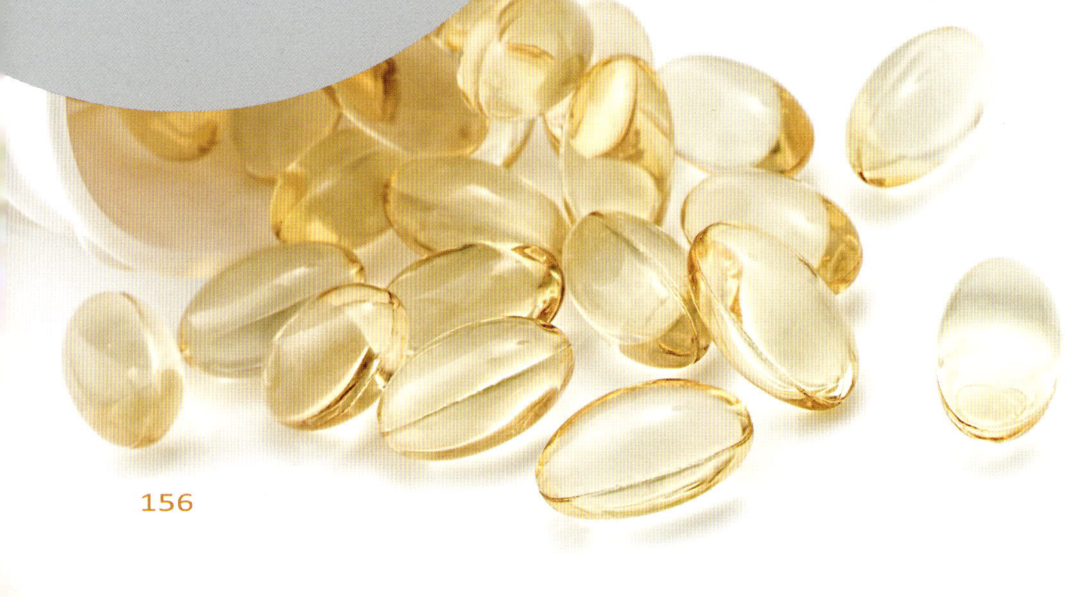

Dosierung von Vitamin D in internationalen Einheiten (IE) kontraproduktiv: Wird nämlich die „Standarddosis“ von 4.000 IE täglich in Mikrogramm Vitamin D umgerechnet, resultieren daraus ganze 100 µg (40 IE = 1 Mikrogramm). Diese Dosis von 100 µg Sonnenhormon entspricht exakt jener Dosis an Schilddrüsenhormon, die üblicherweise Patienten mit einer Schilddrüsenunterfunktion verabreicht werden. Da kommt niemand auf die Idee, von „extremen Dosierungen“ zu sprechen.

Aktuell ergibt sich jedoch ein völlig neuer Aspekt durch die Verbreitung des sogenannten „Coimbra-Protokolls“, das wir bereits in einigen vorangegangenen Kapiteln erwähnt haben. Die Diskussion zu diesem MS-Behandlungsansatz des brasilianischen Arztes Cicero Coimbra schlägt derzeit in den einschlägigen Foren und zugehörigen Kommentaren hohe Wellen, insbesondere mit Blick auf die Multiple Sklerose. Das Meinungsbild schwankt irgendwo zwischen Scharlatan, genialem Geist und Heilsbringer.

Grund genug, das Ganze auf den medizinischen Inhalt und die Hintergründe zu reduzieren, um damit die Chancen und Risiken besser einschätzen zu können.

Die Grundidee

Coimbra geht aufgrund empirischer Überlegungen, die er bereits vor vielen Jahren angestellt hat, davon aus, dass Patienten mit Autoimmunerkrankungen eine genetisch vererbte Resistenz gegen die Wirkung von Vitamin D haben. Diese Überlegungen werden derzeit durch die Ergebnisse der Untersuchungen von Carsten Carlberg zur individuellen Vitamin-D-Sensitivität, über die wir ebenfalls bereits berichtet haben, bestätigt. Offensichtlich ist die auf einer Vitamin-D-Rezeptorstörung basierende Resistenz gegen die immunmodulatorische Wirkung von Vitamin D nur eine teilweise Resistenz. Aufgrund dieser Veranlagung besteht eine gesteigerte Wahrscheinlichkeit, eine Autoimmunerkrankung, wie zum Beispiel die Multiple Sklerose, zu entwickeln. Es gibt durchaus erste Belege dafür, dass solche Genpolymorphismen (SNPs) und Vitamin-D-Rezeptorstörungen bei MS-Patienten häufiger vorkommen als bei gesunden Menschen.

Das Ausmaß dieser Resistenz wird im Rahmen des Behandlungsansatzes von Coimbra durch die Messung des Parathormons (PTH) bestimmt. Vitamin D senkt den Spiegel des Parathormons. Die Reaktion des Parathormonspiegels auf die Gabe von Vitamin D ist somit ein Maß für die Messung der Vitamin-D-Resistenz. Dementsprechend wird die für jeden Patienten spezifische Vitamin-D-Dosis anhand der Reaktion des Parathormonspiegels festgelegt. Dabei kommen allerdings Tagesdosen zum Einsatz, die nach heutigem Verständnis toxisch sein können. Die oralen Dosen reichen von 30.000 bis zu 300.000 IE Vitamin D pro Tag.

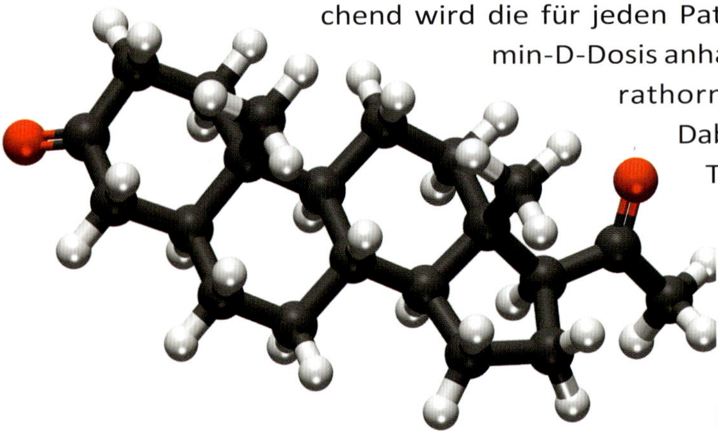

Zur Historie hoher Vitamin-D-Gaben

In der Haut werden täglich über intensive Sonneneinstrahlung bis zu 25.000 IE Vitamin D produziert. Eine derartige Tagesdosis erscheint daher auch in Form einer Supplementierung noch als vertretbar.

Die Mengen an Vitamin D, die in der Haut hergestellt werden, sind somit viel niedriger als die Dosen von Vitamin D, die in den dreißiger und vierziger Jahren des letzten Jahrhunderts bei der Behandlung von Asthma (60.000 bis 300.000 IE), rheumatoider Arthritis (200.000 bis 600.000 IE) und Tuberkulose verwendet wurden (100.000 bis 150.000 IE), die aber auch oft mit der Entwicklung einer Toxizität assoziiert waren. Es wurde festgestellt, dass viele Patienten begannen, eine klinisch signifikante Hyperkalzämie nach längerer Verabreichung von Vitamin D in diesen hohen Dosen zu entwickeln, was letztlich zu mehreren Todesfällen führte. Bei einer Hyperkalzämie treten zunächst Übelkeit und Erbrechen, Durchfall oder Verstopfung auf. Schließlich kommt es zu Herzrhythmusstörungen, Antriebslosigkeit und allgemeiner Muskelschwäche. Bleibt der erhöhte Kalziumspiegel bestehen, kommt es zu übermäßigem Wasserlassen mit innerer Austrocknung, zu Psychosen und schließlich zum Koma.

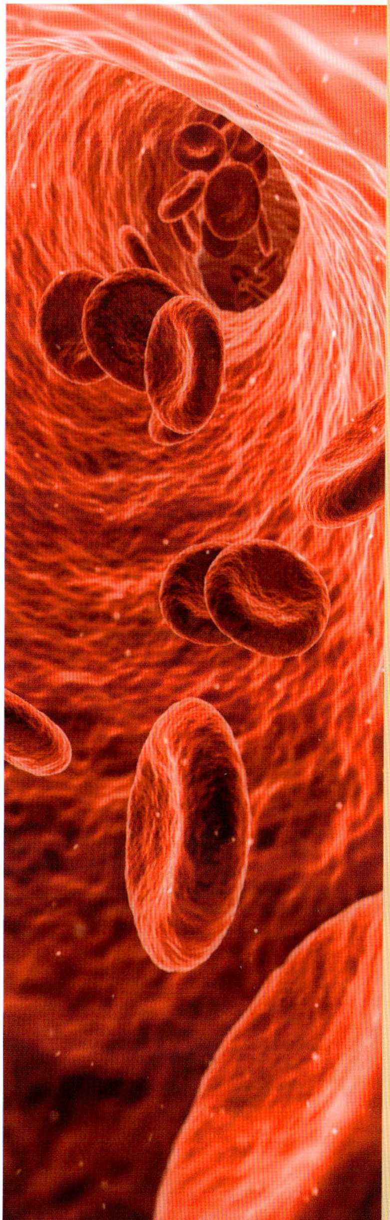

Da praktische Methoden zur Messung der verschiedenen Formen von Vitamin D im Blut erst in den 1970er Jahren entwickelt wurden, wurden die Blutspiegel von Vitamin D, die mit dieser Toxizität assoziiert waren, in den 1930er und 1940er Jahren nie bestimmt.

Aufgrund dieser unerwünschten Nebenwirkungen fiel die Verwendung von Vitamin

D für die Behandlung der oben genannten Krankheiten mit derart hohen Dosen aus dem Blickfeld der Medizin und wurde durch viel niedrigere Dosen im Bereich von 400 IE ersetzt, von denen bekannt war, dass sie keine Hyperkalzämie oder anderweitige Toxizität verursachen, die aber auf der anderen Seite auch nicht klinisch wirksam bei der Behandlung von Asthma, RA oder TB sind. Die einem Teelöffel Lebertran entsprechende geringe Vitamin-D-Menge war allerdings sicher bei der Behandlung von Rachitis.

Mit den heute zur Verfügung stehenden medizinischen und labortechnischen Methoden erscheint aber die Wiederaufnahme der oben beschriebenen Ansätze längst überfällig. Zumal neuere Untersuchungen gezeigt haben, dass auch hohe Vitamin-D-Gaben zwischen 10.000 und 60.000 IE/Tag bei begleitender regelmäßiger Laborkontrolle des Kalzium- und Parathormonspiegels weder eine Hyperkalzämie noch anderweitige negative Effekte auslösen. Zudem gibt es in Verträglichkeitsstudien deutliche Hinweise auf positive immunmodulatorische Eigenschaften sehr hoher Vitamin-D-Gaben. Eine Reduktion der MS-Schubrate wurde hier sozusagen als Nebeneffekt festgestellt. Während des Beobachtungszeitraums hatten die Patienten mit Vitamin-D-Supplementierung knapp 60 % weniger Schübe als die Placebogruppe. In diesem Sinne verdient Cicero Coimbra höchsten Respekt, sich dieses Themas angenommen zu haben.

Chancen und Risiken

„In etwa 95 % der Patienten mit MS bleibt die Krankheit unter unserem Protokoll in dauerhafter Remission. Während die Patienten die hohe Dosis Vitamin D erhalten, bleibt die Krankheit inaktiv, ohne irgendwelche Anzeichen neuer Läsionen – weder klinische noch labortechnische", verkündete Cicero Coimbra in einem kürzlich erschienenen Interview. Während seine Arbeitsgruppe erste Erfahrungen zu den erreichbaren Ergebnissen bei der Psoriasis (ebenfalls eine Autoimmunerkrankung) bereits publizieren konnte, steht dies für die Multiple Sklerose noch aus.

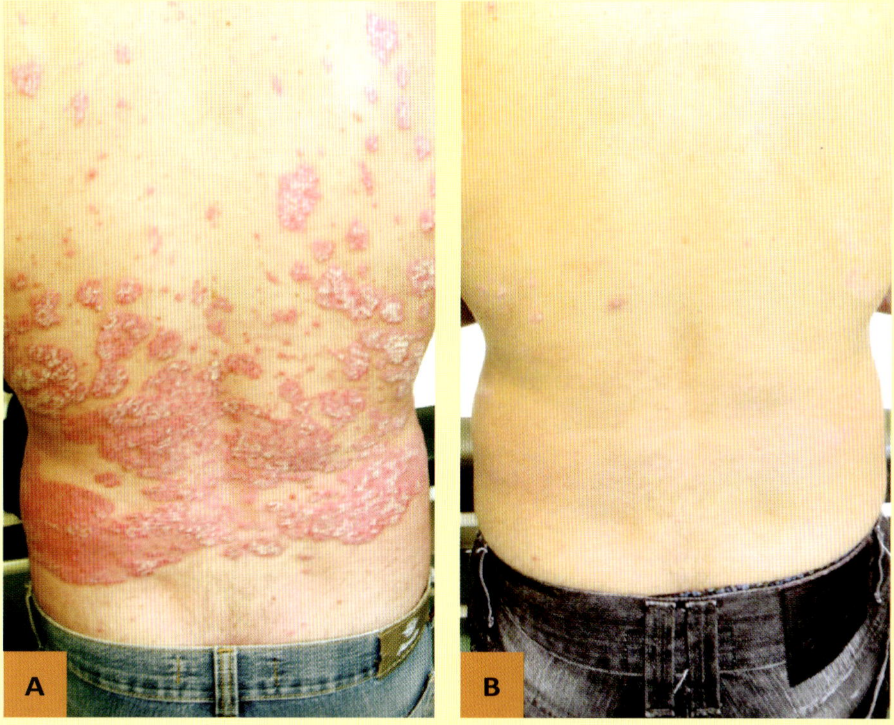

Verlaufskontrolle eines Patienten mit Psoriasis unter Hochdosis-Vitamin-D-Therapie (Coimbra-Protokoll) nach sechsmonatiger Gabe von 35.000 IE Vitamin D pro Tag

Daher ist es wichtig, das Coimbra-Protokoll nach wissenschaftlichen Methoden weiterzuentwickeln und zu validieren. Um die Voraussetzungen für diesen entscheidenden Schritt zu schaffen, organisiert die Akademie für menschliche Medizin in Verbindung mit Michael Holick (Boston University Medical Center) und Friedemann Paul vom NeuroCure Clinical Research Center der Charité in Berlin im Rahmen des „Kongresses für menschliche Medizin" den ersten internationalen Workshop zur Hochdosistherapie mit Vitamin D im Frühjahr 2018. Die Ergebnisse werden auf der Webseite der Akademie publiziert (siehe Link im Anhang).

Ganz wichtig ist jedoch, dass Patienten jetzt auf keinen Fall anfangen, hohe Dosen Vitamin D (> 10.000 IE pro Tag) auf eigene Faust und ohne medizinische und labortechnische Begleitung einzunehmen. Der Versuch kann fatal enden, da das eingesetzte Protokoll nicht nur die Dosierung von Vitamin D, sondern u.a. auch genau einzuhaltende Ernährungsvorschriften und weitere Maßnahmen im Sinne eines ganzheitlichen Konzeptes umfasst!

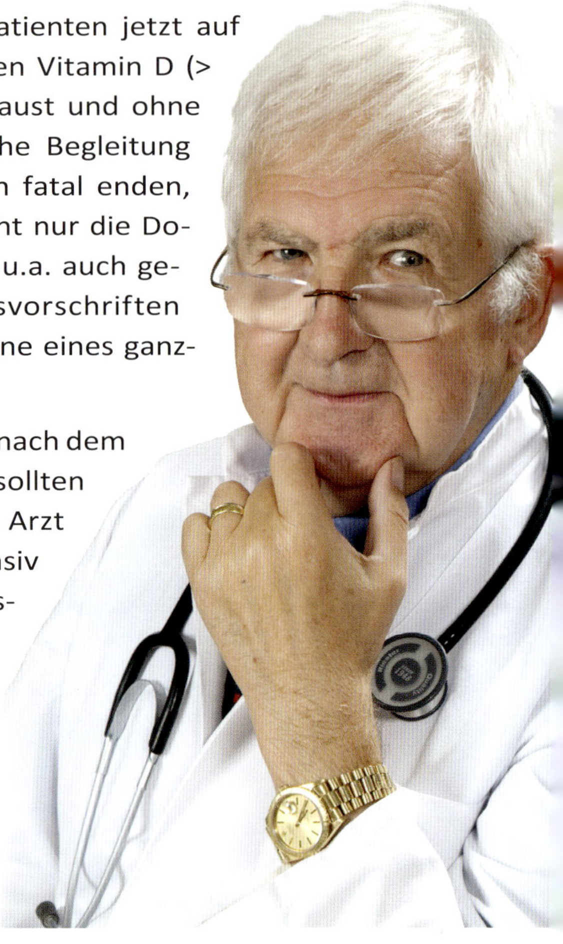

Betroffene, die eine Behandlung nach dem Coimbra-Protokoll andenken, sollten sich also eine Ärztin oder einen Arzt suchen, die oder der sie intensiv und fachkundig begleitet. Eine Liste von Coimbra-geschulten Ärzten ist auf der Internetplattform „Coimbra-Protokoll" zu finden (siehe Link im Anhang). Dort findet sich auch ein Link zu einem beeindruckenden Interview mit Cicero Coimbra in deutscher Sprache.

14

Vitamin D am Anfang des Lebens

Der amerikanische Evolutionsbiologe Theodosius Dobzhansky wurde für seinen Ausspruch bekannt: „Nichts in der Biologie ergibt einen Sinn außer im Licht der Evolution." Wir möchten dieser Aussage nicht nur beipflichten, sondern sie erweitern: „Nichts in Sachen Gesundheit ergibt einen Sinn außer im Licht der Evolution." Auf dieser Basis wurde auch das im letzten Kapitel beschriebene „ökologische Gesundheitsmanagement" entwickelt. Dagegen werden in der Gesellschaft die Überlegungen zur Evolution häufig losgelöst von dem durchgeführt, was die Evolution überhaupt erst ermöglicht hat: die Umwelt, das Biotop des Planeten Erde. Falls ein Biotop für eine Spezies geeignet ist, wird diese sich mit ihren einzelnen Individuen dort entwickeln können. Umgekehrt wird die Spezies zugrunde gehen, wenn die Umwelt nicht die entsprechenden Voraussetzungen für das Gedeihen und Überleben der Individuen bietet.

Diese Regeln gelten auch für den Menschen und die von ihm geschaffene technische Umwelt/Lebenswelt. Ob diese noch als „Biotop" bezeichnet werden kann, darüber lässt sich trefflich streiten, haben doch die Veränderung der natürlichen Umwelt zu dem im letzten Kapitel beschriebenen „Natur-Defizit-Effekt" geführt. Die

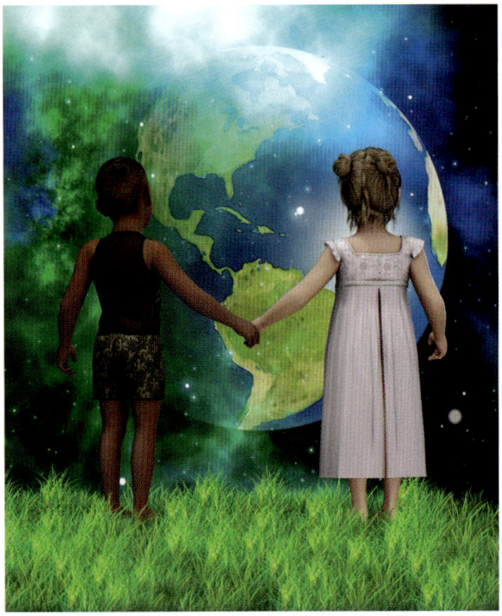

Bedeutung der jeweiligen Umwelt für unsere Gesundheit wird durch ganz neue Forschungsdisziplinen wie die Epigenetik oder die Psycho-Neuroimmunologie und Erforschung des menschlichen Mikrobioms immer deutlicher. Dazu gehört auch die Erkenntnis, dass die Umwelteinflüsse zu Beginn des Lebens eine bislang ungeahnte Bedeutung für die Gesundheit im späteren Leben haben.

Da die Sonne und Vitamin D praktisch während der gesamten Evolution elementare Bestandteile der Umwelt und des sich dort entwickelnden Lebens waren, erklärt sich ein großer Teil der umfangreichen Bedeutung von Vitamin D für unsere Gesundheit aus dieser historischen evolutionären Beziehung. Der wissenschaftliche Fachausdruck für die inzwischen gut belegte Hypothese zur Bedeutung des Lebensanfangs für unsere Gesundheit lautet „DOHaD“ (Developmental Origin of Health and Disease). Wegen der zunehmenden Relevanz dieser neuen Erkenntnisse, haben wir der „zweiten Evolution“, das bedeutet der Entwicklung des einzelnen Lebewesens/Menschen, dieses Kapitel gewidmet.

Wie schon im ersten Kapitel kurz beschrieben, wird bei den Säugetieren und den Menschen die Entwicklung des Nachwuchses nicht mehr einer (ungewissen) Umwelt überlassen, sondern in die Gebärmutter (spezielles Ökosystem für das Kind) verlagert. Dort herrschen während der gesamten Entwicklungszeit optimale Bedingungen (Biotop) für die Potenzialentfaltung des neuen Lebens.

Die Gebärmutter kann diesen „Service" jedoch nur leisten, wenn sie ihrerseits in einer Umgebung (Ökosystem) lebt, die diese Aufgabe optimal unterstützt: der Körper der Mutter. Eine Schwangerschaft ist bekanntlich keine Krankheit, bedeutet jedoch eine zusätzliche Belastung für den Körper der Mutter. Ist dieser Körper fit, wird die Schwangerschaft ohne Komplikationen verlaufen und ein neues Menschenkind kommt zur Welt, um dort seine Potenziale weiter zu entfalten.

Ist der Körper der Mutter jedoch mit Schadstoffen belastet und verfügt nicht über die nötigen Ressourcen aus einer gesunden Umwelt oder bereits erkrankt (Übergewicht, Diabetes, Bluthochdruck etc.), ist die Systemsteuerung gestört – mit gravierenden Folgen für die Entwicklung des ungeborenen Kindes, einschließlich vermehrter chronischer Erkrankungen im Erwachsenenalter.

Diese Beziehungen gelten auch noch nach der Geburt, und zwar gleich in mehrfacher Hinsicht. Zum einen durch die Qualität der Muttermilch der Säugetiere und des Menschen, die ja einen essenziellen Bestandteil des Ökosystems des Neugeborenen darstellt. Verfügt der mütterliche Körper über die nötigen Ressourcen, kann die Mutter diese über ihre Milch an den Nachwuchs weitergeben. Befindet sich der mütterliche Körper jedoch im Mangel (siehe oben), reichen die Inhaltsstoffe der Muttermilch eben nicht zur vollen Potenzialentfaltung des

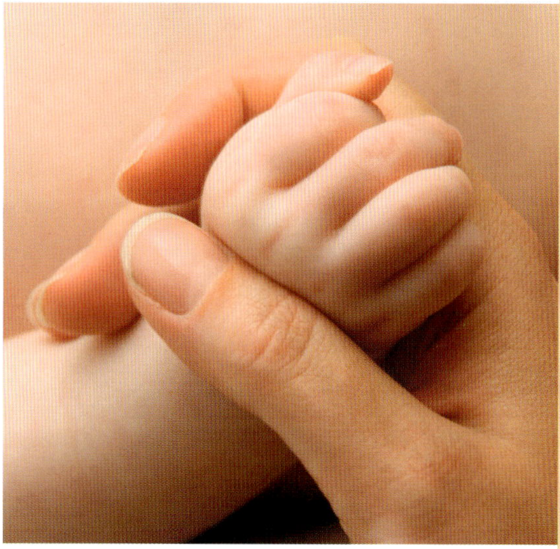

Kindes aus. Dies betrifft Mikronährstoffe und Mineralien genauso wie spezielle Fette und Vitamin D. Auch hierdurch werden spätere Krankheiten des Kindes vorprogrammiert, über die wir am Ende des Kapitels berichten werden.

Auch nach der Geburt des Kindes gilt weiterhin das Umweltprinzip (Biotop). In Versuchen mit Nagetieren konnte gezeigt werden, dass das Gehirn der heranwachsenden Tiere eine deutlich größere Zahl neuronaler Verschaltungen aufweist, wenn die Tiere in einem größeren (artgerechteren) Käfig mit Spielmöglichkeiten aufwachsen. Der englische Fachausdruck für dieses Experiment lautet „enriched environment" (angereicherte Umgebung = optimiertes Biotop). Noch bedeutender als diese anatomischen Strukturveränderungen des Gehirns sind allerdings Verhaltensänderungen erwachsener Tiere und Menschen in Abhängigkeit von der sozialen Umgebung in der Zeit nach der Geburt.

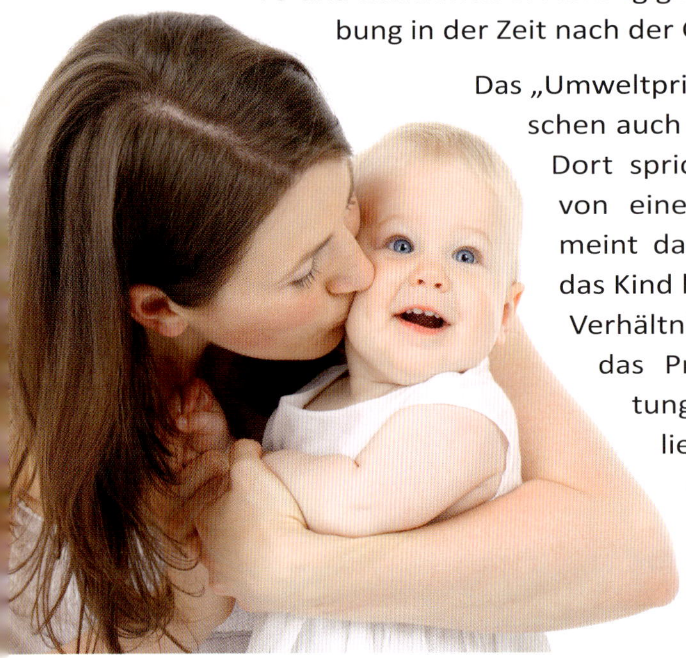

Das „Umweltprinzip" wurde nämlich inzwischen auch in der Soziologie entdeckt. Dort spricht man nach der Geburt von einem „sozialen Uterus" und meint damit die Umgebung, in die das Kind hineingeboren wird (soziale Verhältnisse). Auch hier gilt wieder das Prinzip der Potenzialentfaltung, wenn die Umwelt (Familie, Sippe, Dorf) die entsprechenden Voraussetzungen schafft. Ist dies nicht der Fall, nützen alle ererbten Gene nichts, das betroffene Individuum wird eine beeinträchtigte Sozialentwicklung haben, weil die Umweltverhältnisse in diesem Zeitraum (insbesondere 1. bis 3. Lebensjahr) eine Entfaltung seiner evolutionären Potenziale nicht erlauben. In diesem Stadium ist dann nicht mehr die körperliche Entwicklung gefährdet, sondern insbesondere die mentale, das Sozialverhalten (Ausbildung von Autonomie und Resilienz).

Entscheidend für die Entwicklung sind dabei nicht die materiellen Verhältnisse, sondern eine konstante Bezugsperson, die es dem Kind ermöglicht, das benötigte Urvertrauen und Selbstliebe zu entwickeln. Fehlt diese Bezugsperson (die nicht unbedingt die leibliche Mutter sein muss), dann sind Störungen in der Entwicklung des Sozialverhaltens vorprogrammiert. Dies führt im Extremfall zu einer Existenzunfähigkeit (Leben als Sozialfall unter der Brücke) oder (für die Gesellschaft noch schlimmer) zu Karrieremenschen, die über Leichen gehen. Der derzeitige Präsident der Vereinigten Staaten von Amerika Donald Trump ist ein eindrucksvolles Beispiel für solch eine Fehlentwicklung der Persönlichkeit.

Vitamin D und Schwangerschaft

Vitamin D ist als eine der wesentlichen Ressourcen der Umwelt – wie nicht anders zu erwarten – auch an der Entstehung des neuen Lebens beteiligt. Zu den Aufgaben des Sonnenhormons gehören kurz zusammengefasst

- die Unterstützung bei der Implantation der befruchteten Eizelle,
- der Erhalt des regulären Schwangerschaftsablaufs,
- die Unterstützung des fetalen Wachstums durch die Bereitstellung von Kalzium,
- die Kontrolle der Sekretion multipler plazentarer Hormone und
- die Limitierung proinflammatorischer Zytokine.

Eine zunehmende Anzahl von Studien berichtet seit Jahren über eine deutliche Verbindung zwischen dem Vitamin-D-Spiegel und zahlreichen Schwangerschaftskomplikationen wie Präeklampsie und Schwangerschaftsdiabetes. Neuere Untersuchungen belegen, dass ein mütterlicher Mangel an Vitamin D ein Risikofaktor für ein gestörtes fetales Wachstum und den Ausgang der Schwangerschaft sein kann. Ferner bestätigt eine kürzlich erschienene Metaanalyse, dass ein mütterlicher Vitamin-D-Mangel das Risiko für eine Frühgeburt erhöht.

In der Schwangerschaft kommt einem mütterlichen Vitamin-D-Mangel jedoch noch eine weitere wesentliche Bedeutung zu: Während dieser Zeit wird das angeborene kindliche Immunsystem moduliert. Verfügt die Mutter über ausreichend Vitamin D, erfolgt die Modulation dahingehend, dass aus den Vorläufern die benötigten T-Zellen in einem ausgewogenen Verhältnis gebildet werden. Liegt ein Vitamin-D-Mangel bei der Mutter vor, führt die Modulation (aus bislang unbekannten Gründen) zur bevorzugten Ausbildung von Th1-Zellen, die entzündliche Prozesse im Körper fördern. Damit ist der entstehende kindliche Organismus prädestiniert, im späteren Leben eine Autoimmunerkrankung auszubilden (angefangen von Multipler Sklerose über rheumatoide Arthritis bis hin zu Diabetes Typ 1).

Aktuelle Empfehlungen zur Vitamin-D-Supplementation während der Schwangerschaft

Aufgrund langjähriger und umfangreicher Untersuchungen empfiehlt die Arbeitsgruppe von Bruce Hollis in Kooperation mit der amerikanischen Organisation GrassrootHealth folgendes Vorgehen: Alle Schwangeren sollten vom frühestmöglichen Zeitpunkt

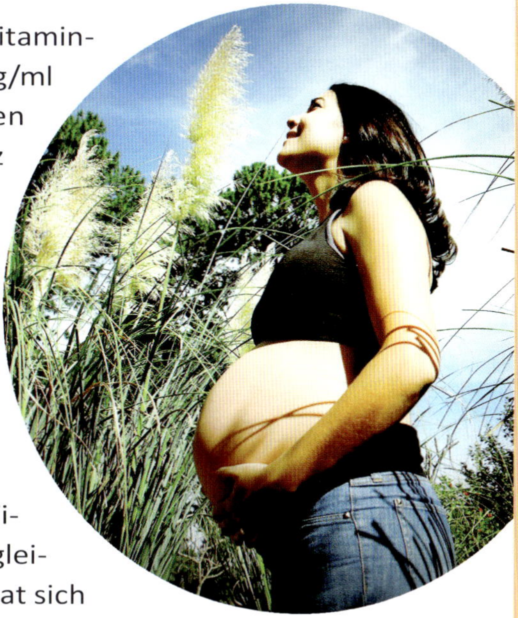

ihrer Schwangerschaft an einen Vitamin-D-Blutspiegel von mindestens 40 ng/ml aufrechterhalten. Dieses Vorgehen bewirkt einen maximalen Schutz für die Mütter gegen Schwangerschaftskomplikationen einschließlich der Präeklampsie und gegen die Ausbildung von Asthma für die Kinder. Um dieses Ziel zu erreichen, ist die tägliche Gabe von mindestens 4.000 IE Vitamin D erforderlich, um die unterschiedlichen Fähigkeiten zur Konvertierung von Vitamin D zu 25-OH-Vitamin-D auszugleichen. Eine solche Vorgehensweise hat sich bei tausenden von Schwangeren in den vergangenen 15 Jahren als sicher erwiesen, da keine unerwünschten Nebenwirkungen durch die Vitamin-D-Gaben ausgelöst wurden. Dies ist nicht verwunderlich, da die genannte Dosierung innerhalb des auch von der amerikanischen Gesellschaft für Endokrinologie als sicher definierten Zufuhrbereichs liegt.

Untersuchungen zum Vitamin-D-Gehalt der Muttermilch

Weltweit ist der Vitamin-D-Gehalt der menschlichen Milch recht gering (5–80 IU/L) – es sei denn, die stillende Mutter führt eine nennenswerte Menge von Vitamin D täglich als Supplement zu oder stellt eine ausreichende Sonnenexposition sicher – was in aller Regel jedoch nicht der Fall ist. Dabei ist von wesentlicher Bedeutung, dass Vitamin D, d.h. die Vorstufe von 25-OH-Vitamin-D, problemlos

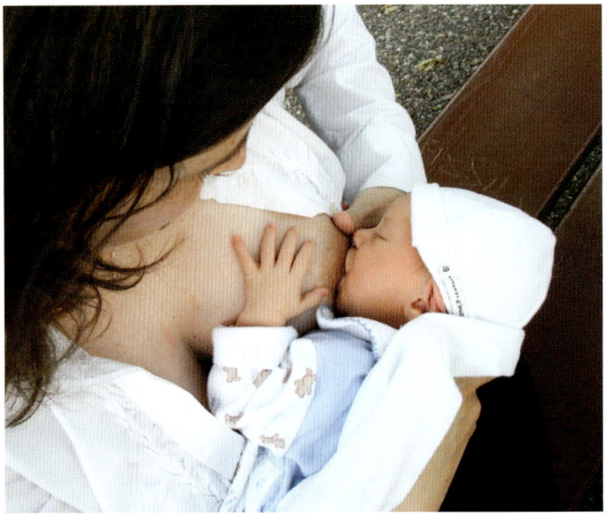

von der mütterlichen Zirkulation in die Milch übertritt, während 25-OH-Vitamin-D dies nicht tut – eine Tatsache, die so gut wie unbekannt ist (siehe auch Ausführungen zu der Wirkungsweise der Vitamin-D-Metaboliten in den Grundlagenkapiteln).

Auf der Basis dieser Überlegungen führte die Arbeitsgruppe von Bruce Hollis und Carol Wagner eine erste Interventionsstudie zur Supplementation von Müttern in der Schwangerschaft durch, die 2006 publiziert wurde. Dabei wurden den Müttern 6.000 IE Vitamin D pro Tag verabreicht, um die Bedürfnisse des Säuglings sicherzustellen, ohne die Mutter mit einem Risiko zu belasten. Die Ergebnisse einer zweiten, noch umfangreicheren Interventionsstudie wurden 2015 publiziert. Die beiden Studien belegen, dass während der Stillzeit die Zufuhr von 6.400 IE Vitamin D zu einem adäquaten Vitamin-D-Gehalt in der Muttermilch führt. Dieses Vorgehen bietet somit eine Alternative zu der (in Deutschland üblichen) direkten Supplementation der Säuglinge mit 400–600 IE. Die Einbeziehung der Mutter in die Supplementation hat jedoch den eindeutigen Vorteil, dass auch die Mutter ausreichend mit Vitamin D versorgt wird.

In Zusammenarbeit mit der Medical University of South Carolina hat daher die bereits zitierte US-Organisation GrassrootHealth Ende 2016 zu der landesweiten Aktion „Protect our Children NOW!“ aufgerufen. Darin wird nicht nur eine konsequente Supplementation der Mütter in der Schwangerschaft und der anschließenden Stillzeit gefordert, sondern es werden auch die organisatorischen Voraussetzungen dafür geschaffen. Die Organisation möchte mit diesem weltweit größten Beratungsprojekt in Sachen Vitamin D alle Städte und Gemeinden in den USA mit den nötigen wissenschaftlichen sowie Bildungs- und Programmressourcen ausstatten, um jeweils einen fundierten Start für eine „Public Health Promotion" zu ermöglichen. Leider können wir in Mitteleuropa von solch einer Aktion bislang nur träumen. Die Konsequenzen dieser Untätigkeit werden im Folgenden beschrieben.

Folgen eines unzureichenden Vitamin-D-Spiegels während und nach der Schwangerschaft für die Gesundheit des Kindes in seinem späteren Leben

Das bekannteste Problem eines kindlichen Vitamin-D-Mangels ist die Rachitis. Dabei kommt es durch die ungenügende Kalziumaufnahme aus der Nahrung infolge eines Vitamin-D-Mangels zu einer unzureichenden Einlagerung des Kalkes in die Knochen des betroffenen Kindes. Dies wiederum führt zur Knochenerweichung und Verformung, die besonders an den Beinen auffällig sind, jedoch alle anderen Skelettanteile ebenfalls betreffen. Dieses Problem der ersten Kinderjahre wurde jedoch – zumindest in Deutschland – seit der zweiten Hälfte des letzten Jahrhunderts durch die konsequente Verabreichung von Vitamin D an alle neugeborenen Kinder bis zum zweiten Lebensjahr nahezu vollständig beseitigt.

Bedingt durch den auch in Deutschland weitverbreiteten und ausgeprägten Vitamin-D-Mangel der Mütter während der Schwangerschaft kommt es inzwischen jedoch zu einem ganz anders gearteten

Problem, das weder in der allgemeinen Bevölkerung noch in medizinischen Fachkreisen bekannt ist, allerdings ein Familiendrama zur Folge haben kann: die Fehldiagnose einer Kindesmisshandlung, obwohl lediglich rachitische Frakturen vorliegen (siehe dazu Seite 106).

Doch auch damit nicht genug. Bedingt durch die umfangreichen Aufgaben von Vitamin D in unserem Körper bleiben konsequenterweise die Folgen eines mütterlichen Vitamin-D-Mangels nicht auf den Kalziumhaushalt des Kindes beschränkt. Die nachfolgende Tabelle (nächste Seite) stellt eine (unvollständige) Übersicht zu den in den Datenbanken gelisteten Publikationen über kindliche Erkrankungen dar, die mit einem mütterlichen Vitamin-D-Mangel in Verbindung gebracht werden. Dabei liegt einer der Schwerpunkte der neueren Publikationen auf dem Gebiet der Nervenerkrankungen – angefangen von Autismus bis hin zur Multiplen Sklerose und Schizophrenie. Die Basis für zahlreiche der gelisteten Aspekte stellt offensichtlich die Modulation des kindlichen Immunsystems in Abhängigkeit vom mütterlichen Vitamin-D-Spiegel dar. Einen weiteren Schwerpunkt bilden in den letzten Jahren Untersuchungen, die die Entwicklung von kindlichem Asthma prüfen. Hier berichtet eine aktuelle evidenzbasierte Studie über eine nahezu 60-prozentige Risikoreduktion für asthmatische Erkrankungen bei Kindern im Alter von drei Jahren, wenn die Mutter während der Schwangerschaft zusätzlich 4.000 IE Vitamin D täglich eingenommen hatte.

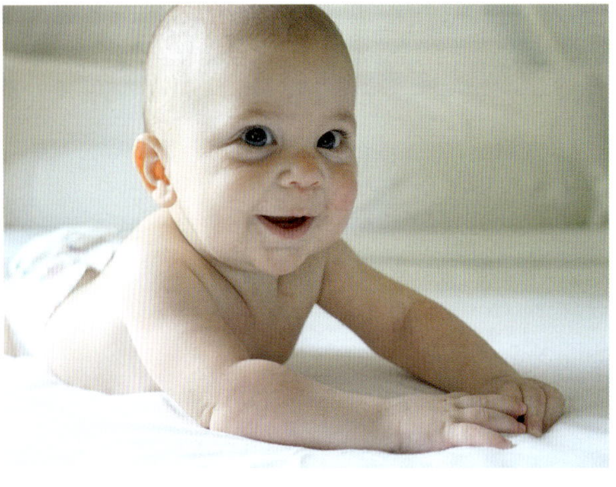

Risiko	Effekt von Vitamin D	Autor/Jahr
Autismus	Förderung der Gehirnentwicklung	Stubbs 2016
Craniotabes	Optimierung Knochenstoffwechsel	Yorifuji 2008
Infekte der unteren Luftwege	Modulation des Immunsystems	Walker 2009
Geburtsgewicht	Förderung der fetalen Entwicklung	Scholl 2009
Diabetes Typ 1	Modulation des Immunsystems	Hyppönen 2001
Neugeborenen-krämpfe	Normalisierung der Kalziumaufnahme	Sharma 2009
Herzversagen	Förderung der Muskelfunktion	Maiya 2008
Rachitis	Optimierung Knochenstoffwechsel	Unuvar 2010
Karies	Optimierung Knochenstoffwechsel	Nishino 1990
Hirntumore	Neuromodulation	Bhatti 2015
Reduzierte Knochenmasse	Optimierung Knochenstoffwechsel	Javaid 2006
Asthma	Modulation des Immunsystems	Litonjua AA 2016
Multiple Sklerose	Modulation des Immunsystems	Munger KL 2016
Schizophrenie	Förderung der Gehirnentwicklung	McGrath 2010

Das Wissen um die schwerwiegenden Folgen des Vitamin-D-Mangels in der Schwangerschaft für Mutter und Kind und die weite Verbreitung der Mangelsituation bei den Müttern steht in krassem Gegensatz zu den gängigen Informationen der „Yellow Press“ und leider auch immer noch zur täglichen Praxis in der Mainstream-Medizin. Diese fatale Situation war mit ein Anlass, zehn Jahre nach der Herausgabe unseres ersten Buches über die erweiterte Bedeutung von Vitamin D diese völlig überarbeitete Neuauflage vorzulegen.

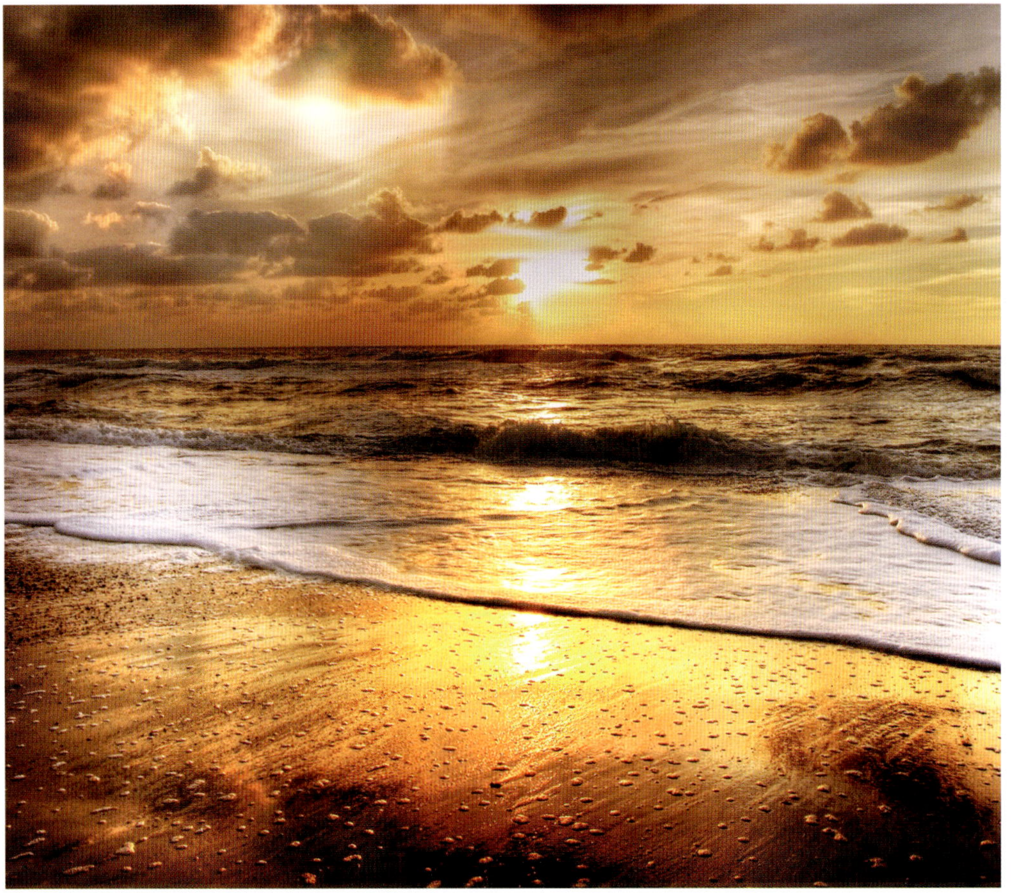

Ausblick

Ende gut – alles gut! Leider trifft dieser Spruch auf die Geschichte von Vitamin D nicht zu. Zwar haben die Bemühungen zur Verbreitung der Bedeutung von Vitamin D für unsere Gesundheit zu vermehrten Laboruntersuchungen und auch zu einer Zunahme der Vitamin-D-Supplementation in der Bevölkerung geführt, der Anteil der „aufgeklärten" Bürger ist im Vergleich zu den nicht aufgeklärten Menschen jedoch immer noch verschwindend gering.

Die Folgen dieser unguten Situation haben wir in den einzelnen Kapiteln dieses Buches dargelegt, ohne den Anspruch zu erheben, eine umfassende Bestandsaufnahme der vielfältigen Aspekte von Vitamin D vorzulegen. Es kommt vielmehr darauf an, die grundsätzliche Problematik nicht nur in Bezug auf Vitamin D, sondern auch auf die vielen anderen Umweltprobleme zu verstehen.

Mit dem Verständnis alleine ist es jedoch auch nicht getan. Deswegen möchten wir an dieser Stelle nochmals die Spruchweisheit von Goethe aus der 1. Auflage dieses Buches zitieren:

> „Es ist nicht genug, zu wissen,
> man muss auch anwenden;
> es ist nicht genug, zu wollen,
> man muss auch tun."

Da sich sowohl die gemeinnützige „Deutsche Stiftung für Gesundheitsinformation und Prävention" als auch die Akademie für menschliche Medizin diesem Gedanken verpflichtet fühlen, werden wir in den kommenden Jahren weitere Projekte zur Etablierung der „Spitzen-Gesundheit" entwickeln und umsetzen. Für das Jahr 2018 stehen bereits Initiativen in Richtung Diabetes und Demenz auf dem Programm. Ein weiteres wichtiges Projekt ist der Aufbau eines „Netzwerkes Spitzen-Gesundheit“, in dem sich alle an der Gesundheit (und nicht am Geschäft mit der Krankheit) Interessierten engagieren können, ganz gleich, ob es sich dabei um Therapeuten, Coaches, Experten oder Unternehmen handelt. Entscheidend ist der Fokus „Spitzen-Gesundheit“.

Wir laden unsere Leser daher ein, sich je nach persönlicher Situation an dem Konzept der „Spitzen-Gesundheit“ zu beteiligen – sei es zur Entfaltung eigener gesundheitlicher Potenziale oder um mit anderen gemeinsam im Bereich des regionalen Gesundheitsmanagements tätig zu werden.

Im Anhang finden sich die Internet-Links zu zahlreichen Informationsquellen, die zu diesem Zweck genutzt werden können. Packen wir's an!

Kontaktdaten und Informationsquellen

Akademie für menschliche Medizin

für Spitzen-Prävention und Spitzen-Gesundheit

Krauskopfallee 27
65388 Schlangenbad
Tel. (06129) 5029986
js.amm@spitzen-praevention.de
www.spitzen-praevention.de

Deutsche Stiftung für Gesundheitsinformation und Prävention (dsgip)

c/o Prof. Dr. Jörg Spitz
Krauskopfallee 27
68129 Schlangenbad
Tel. (0 61 29) 5 02 99 86
info@dsgip.de
www.dsgip.de

SonnenAllianz

Umfangreiche und aktuelle deutschsprachige Webseite über Sonne und Vitamin D. Hier finden sich nicht nur tagesaktuell kurze Zusammenfassungen internationaler Publikationen mit dem Verweis auf die Originalquelle in den wissenschaftlichen Datenbanken, sondern auch ein umfangreiches Archiv, in dem gezielt nach bestimmten Punkten oder Veröffentlichungen zum Thema Vitamin D gesucht werden kann.

www.SonnenAllianz.de

Wie kann ich meinen Vitamin-D-Status ermitteln?

Korrekter als eine rechnerische Abschätzung aus verschiedenen Lebensstil-/Umweltfaktoren (siehe z.B. Webseite Dr. von Helden) ist die exakte Messung des Vitamin-D-Spiegels im Blut, die jeder Arzt oder Heilpraktiker nach einer venösen Blutentnahme in seinem Labor veranlassen kann.

Allerdings ist dies in Deutschland (anders als in Österreich) keine allgemeine Kassenleistung und wird nur von den Krankenkassen übernommen, wenn der dringende Verdacht auf eine Störung des Knochenstoffwechsels besteht. Außerdem belasten diese Kosten das Budget des Arztes, für dessen Überschreitung er unter Umständen regresspflichtig gemacht wird.

Diese Situation führt häufig dazu, dass die Bitte des Patienten auf Bestimmung des Vitamin-D-Spiegels vom Arzt abschlägig beschieden wird – unter Angabe vielfältigster Gründe. In solch einem Fall ist es sinnvoll, direkt zu einem Labor zu gehen und dort um die (kostenpflichtige) Bestimmung des Vitamin-D-Spiegels zu bitten.

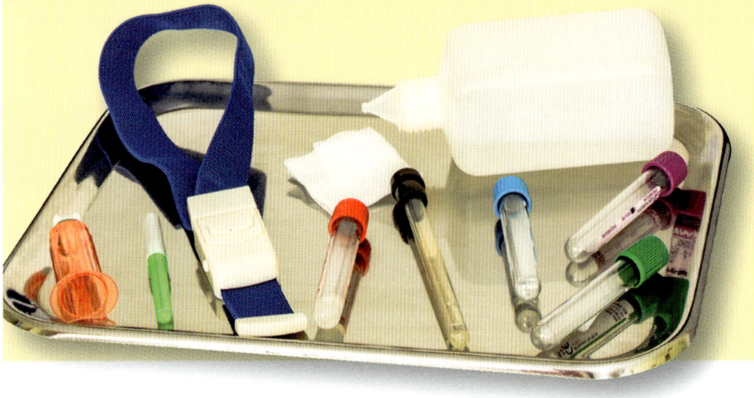

Abbildungsnachweis

Hahsler, Lisa: 15 (Grundgestaltung)

pixabay.com/de: 10/11 (qimono), 13 (Atlantios), 15, 2. Bild (pattyjansen), 15, 3. Bild (Efraimstochter), 15, 4. Bild (Allmann), 15, 6. Bild (ianwatts), 15, 7. Bild (shrikeshmaster), 15, Hintergrund (Felix Mittermeier), 16 (geralt), 17 (spirit111), 18/19 (wikiImages), 23 (FotografieLink), 28 (qimono), 30 (PublicDomainPictures), 32 (KarinKarin), 34 (baluda), 35 (Nathaniel Parker), 38 (Free-Photos), 39 (jill111), 41 oben (qimono), 41 Mitte (skeeze), 41 unten (geralt), 42 (WikiImages), 46 (Mojpe), 49 (billycm), 52 (silviarita), 58 (OpenClipart-Vectors), 59 (Jill111), 60 (Inxstorm), 61 (Buntysmum), 66 (greg-chi), 68 (TesaPhotography), 70 (adonagonzalez), 71 (Engin_Akyurt), 72 (cocoparisienne), 73 (41330), 74 (anlacreativephotos), 77 (stanias), 80 (jarmoluk), 82 (stevepb), 85 (Gadini), 88 (MemoryCatcher), 90 (Myriams-Fotos), 92 (Myriams-Fotos), 93 (tibanna79), 96 (StockSnap), 99 (Letti-S), 102 (rawpixel), 104 (skeeze), 105 (12019), 106 (joffi), 109 (VSRao), 110 (meditations), 114 (sasint), 116 (reidy68), 117 (geralt), 119 (Kellepics), 120 (Engin_Akyurt), 123 (geralt; Kachelung: Lisa Hahsler), 125 (socali), 128 (tonbibe), 131 (FotoshopTofs), 132 (meditations), 134 (geralt), 136 (StockSnap), 138 (RonnyK), 139 (skeeze), 142 (Original_Frank), 143 (PublicDomainPictures), 145 (dfuhlert), 146 (Free-Photos), 149 (yourschantz), 151 (StockSnap), 153 (tolmacho), 155 (jplenio), 156 (stevepb), 158 (WikimediaImages), 159 (qimono), 162 (granderboy), 164 (geralt), 165 (MaartenB), 166 (PublicDomainPictures), 169 (hellenloures), 170 (seeseehundhund), 172 (derbocholter), 174 (kordi_vahle), 178 (Myriams-Fotos)

pixelio.de: 64 (Maren Beßler), 79 (Gerold Vogel), 94 (sassi), 100 (Rainer Sturm)

Spitz, Jörg: 161

stock.adobe.com: 15, 5. Bild (procy_ab), 20 (krishnacreations), 55 (Sebastian Kaulitzki), 62 (psdesign1), 126 (Zhabska T)

sunarc.org: 113

wikipedia.com: 15, 1. Bild (Cymothoa exigua), 24 (Till Reckert), 44 (CDC, Janice Carr), 127 oben (National Cancer Institute USA)

Ebenfalls erschienen im Verlagshaus der Ärzte:

Hellmut Münch

Enzyme

Dein Biofaktor

Mit einer modernen Enzymtherapie können schulmedizinische Behandlungen in vielen Bereichen erfolgreich unterstützt werden. Etliche Erkrankungen – auch chronische und sehr schmerzhafte – werden damit sehr gut behandelbar, was bei Betroffenen in vielen Fällen zu einer deutlichen Verbesserung ihrer Lebensqualität führt.

Dieses Buch erklärt anhand neuer wissenschaftlicher Erkenntnisse, was Enzyme sind, wie und warum sie wirken, welche wichtigen Erkrankungen mit ihnen gut behandelbar sind und wo letztlich die therapeutischen Grenzen liegen. Aber auch präventiv hat eine Enzymtherapie für uns Menschen einen hohen Stellenwert, indem sie das Krankheitsrisiko in vielen Bereichen senken kann und zu einer stabileren Gesundheit führt – und dies völlig natürlich und nebenwirkungsfrei.

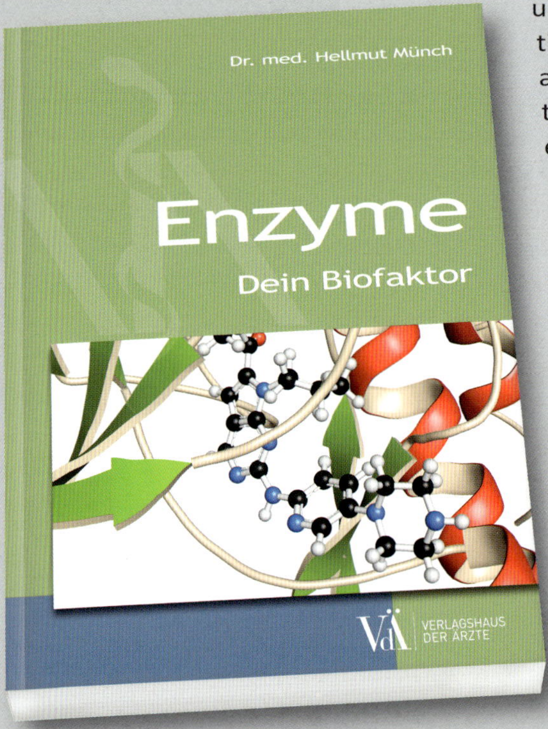

256 Seiten
Format 16,5 × 22 cm,
ISBN 978-3-99052-171-7
Preis: € 19,90

VERLAGSHAUS
DER ÄRZTE

136 Seiten
Format 16,5 × 22 cm,
ISBN 978-3-99052-211-0
Preis: € 19,90

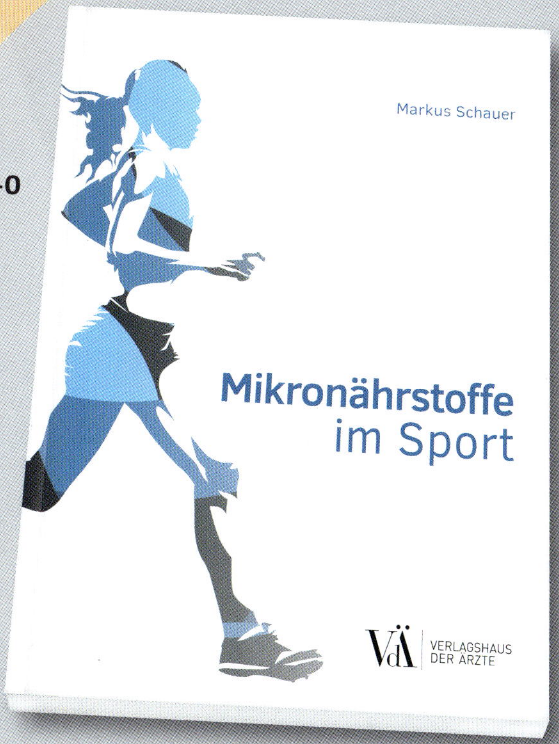

Markus Schauer

Mikronährstoffe im Sport

Dieses Buch gibt einen allgemeinen Überblick über Mikronährstoffe und verdeutlicht, wie Mikronährstoffe den Stoffwechsel sowie Übersäuerung und Regeneration vor, während und nach dem Sport beeinflussen. Da die Zellorganellen „Mitochondrien" für Sportler von besonderer Bedeutung sind, geht das Buch auf ihre Funktionen im Körper genauer ein: Welche Mikronährstoffe dienen der Energiegewinnung? Wie wirken sie? Welche Tagesdosis empfiehlt sich? Welche Mikronährstoffmängel können auftreten?

Zudem wird der Einsatz von Mikronährstoffen bei Sportverletzungen und verletzungsbedingten Operationen beschrieben und es finden sich wertvolle Hinweise, wie man Mikronährstoffe individuell supplementieren kann.

VERLAGSHAUS DER ÄRZTE

Ingrid Spona, Jürgen Spona

Vitalquelle Aminosäuren

Antistress – Abnehmen – Sport

Viele Befindlichkeitsstörungen, Antriebslosigkeit, aber auch Erkrankungen werden durch einen Mangel an Nahrungsbestandteilen verursacht. Vor allem den Aminosäuren kommt dabei eine wesentliche Bedeutung zu.

In diesem Buch erfahren Sie, was Aminosäuren sind, welche Aufgaben sie in unserem Körper übernehmen und wie man sie beispielsweise beim Abnehmen, beim Sport, gegen Stress und in vielen anderen Bereichen durch sinnvolle Zuführung nachhaltig einsetzen kann.

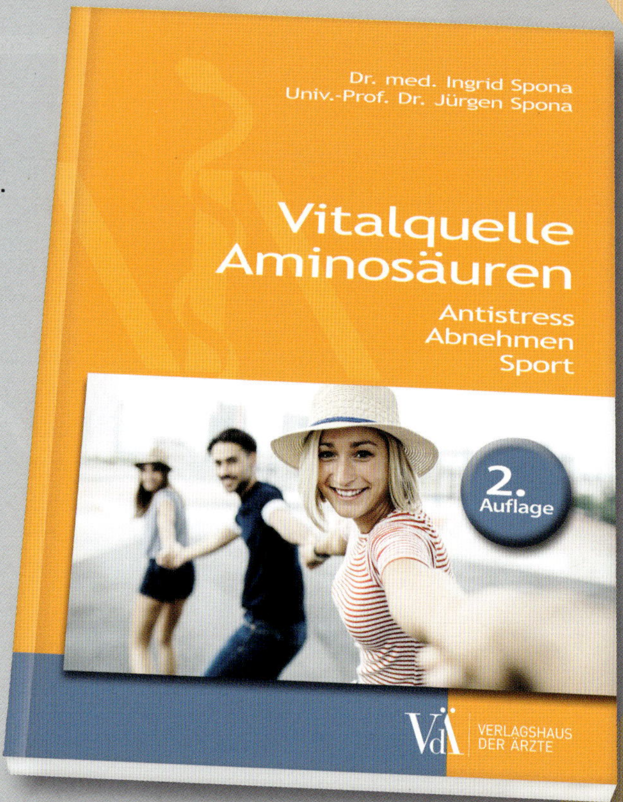

176 Seiten
Format 16,5 × 22 cm,
ISBN 978-3-99052-151-9
Preis: € 14,90